‖北京针灸名家丛书‖

针坛名师

于书庄

编　著　于振中
主　审　王　凡

中国中医药出版社
·北京·

图书在版编目（CIP）数据

针坛名师——于书庄 / 于振中编著. —北京：中国中医药
出版社，2013.1（2025.11重印）
（北京针灸名家丛书）
ISBN 978-7-5132-1193-2

Ⅰ.①针… Ⅱ.①于… Ⅲ.①针灸疗法—临床应用—
经验—中国—现代 Ⅳ.①R246

中国版本图书馆CIP数据核字（2012）第244494号

中国中医药出版社出版

北京经济技术开发区科创十三街 31 号院二区 8 号楼
邮政编码 100176
传真 010-64405721
保定市中画美凯印刷有限公司印刷
各地新华书店经销

开本 880×1230 1/32 印张 8.25 彩插0.25 字数 211 千字
2013年1月第1版 2025年11月第3次印刷
书号 ISBN 978-7-5132-1193-2

定价 25.00元
网址 www.cptcm.com

服 务 热 线 010-64405510
购 书 热 线 010-89535836
维 权 打 假 010-64405753

微信服务号 zgzyycbs
微商城网址 https://kdt.im/LIdUGr
官 方 微 博 http://e.weibo.com/cptcm
天猫旗舰店网址 https://zgzyycbs.tmall.com

如有印装质量问题请与本社出版部联系（010-64405510）

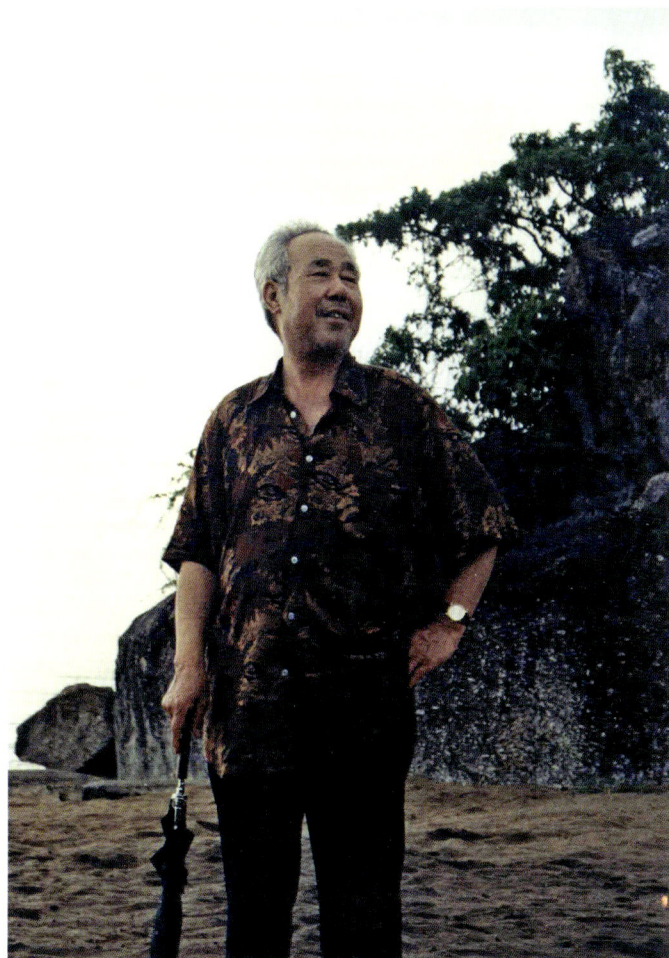

于书庄（1993 年 12 月）

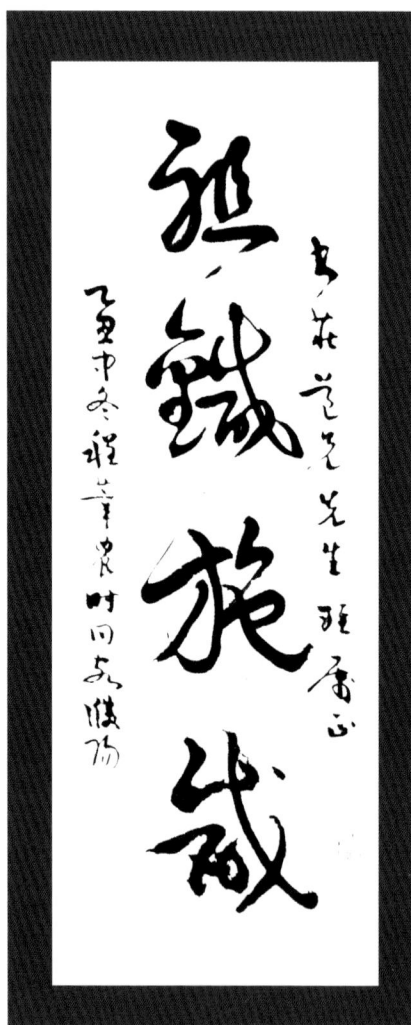

中国工程院院士、国医大师程
莘农给于书庄的题词"祖针施威"

American Acupuncturists &
Chinese Medicine Association, Inc.

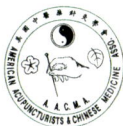

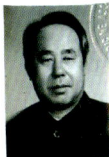

Certificate of Employment

This is to certify that Professor _____于书庄_____ has been appointed as the _____委员_____ of the Chinese Medical Practice, Medicine, & Acupuncture Professional Qualification & Evaluation Committee. The Committee will evaluate the Doctors of Chinese Medicine and Acupuncturists in America, in order to better the professional standards of the Acupunturists and Doctors of Chinese Medicine so that the health of general public can be improved.

No. _018_ Date _May 14, 1992_

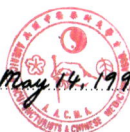

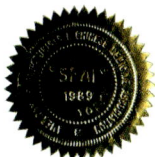

President: _Henry Buyn_ O.M.D. Ph

1992 年 10 月成为美国中医药针灸学会委员

1971 年 7 月埃及某杂志对于书庄的报道

内容简介

　　于书庄教授是理论、教学、临床与科研均有建树的针灸学家。本书分五个章节对其生平和学术成就做了介绍：①医家小传：介绍了他从事中医理论和针灸临床教学研究六十余载的经历；②医论医话：介绍了其对临床辨证、临证时应注意的内容，以及针灸疗效影响因素的研究；③腧穴研究：介绍了其在腧穴理论和实际应用的探讨，并介绍了 14 个有心得的常用穴；④针法探究：介绍了其对针刺方法和手法的独到见解，以及对针刺取效机理进行的研究；⑤临证治疗：介绍了其对一些临床常见病的治疗体会和心得，其中包括一些急症和疑难病的治疗，对临床针灸工作者具有重要的参考价值。

前　言

　　针灸疗法作为祖国传统医学中重要的组成部分，有着数千年的历史，针灸疗法理论与技术的形成和发展离不开一代又一代的针灸人。黄帝与岐伯等的君臣问对，成就了以《灵枢》为代表的针灸理论体系；扁鹊著《难经》，阐发针灸经旨，丰富了针灸理论；皇甫谧删浮除复，论精聚义，撰成《甲乙经》，使针灸疗法自成体系；其后历朝历代，贤人辈出，涪翁、郭玉、葛洪、杨上善、孙思邈、窦默、徐凤、杨继洲、高武、李学川，直至民国的承淡安、黄石屏等，如璀璨群星，闪耀在针灸历史的天空。正是这些精英的薪火传承，才成就了针灸的繁盛大业。

　　北京有着800年的历史，特殊的历史地位和厚重的文化积淀，造就了众多针灸名家。王乐亭、胡荫培、牛泽华、高凤桐、叶心清、杨甲三、程莘农、贺普仁……这些德高望重的针灸前辈，成为了北京近现代针灸学术的代表人物，他们的学术思想和精湛技艺推动了北京地区针灸学术的发展，在北京地区针灸史上留下了浓墨重彩的一笔。他们的道德情操、学术思想和临床技艺是针灸界的宝贵财富，应当深入挖掘整理并发扬光大。

　　北京针灸名家学术经验继承工作委员会是在北京针灸学会领导下的一个学术研究组织，她的主要任务，就是发掘和整理北京地区针灸名家的学术思想和临床技艺，凡在北京地区针灸界有一定影响力的、德高望重的、有独特学术思想和临床技艺的针灸专家，都是我们工作的对象。我们本着客观、求实、慎重、细致的原则，力求全面展示针灸名家们的风采，展示他们的学术价值和影响力，为推动北京地区针灸学术的发展，为针灸疗法促进人民健康，提高生活质量作出自己的贡献。

这套丛书对于我们来说是工作成果的体现，对广大读者来说是走进针灸名家，向他们学习的有利工具。通过它，可以了解这些针灸名家的追求与情怀，可以感受到他们的喜怒哀乐，可以分享他们的临床所得，使自己得到受用无穷的精神食粮。这就是我们编辑这套丛书的目的。

北京针灸名家学术经验继承工作委员会
《北京针灸名家丛书》编辑委员会
2012 年 8 月

目 录

第一章
医 家 小 传

　　于书庄，字子文，号博岐，河北安次县人。生于1924年，卒于2009年，享年86岁。主任医师，曾为北京中医进修学校讲师，后为北京中医医院针灸科副主任，是理论、教学、临床与科研均有建树的针灸学家。

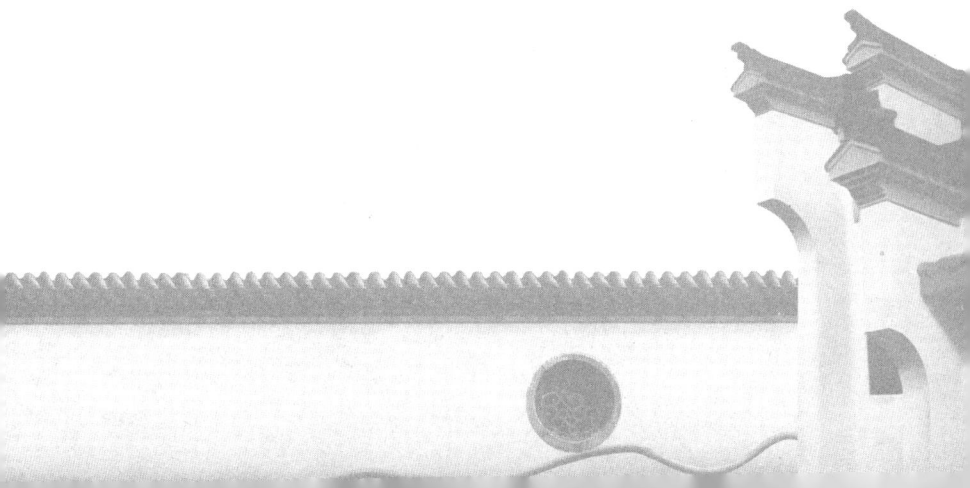

一、呕心沥血，春蚕到死

2009 年 9 月 30 日的上午，位于北京市某小区的一间公寓内，一位老人伏坐在书桌前，瘦瘦的身躯微驼着，苍老的面颊略显疲态，一副老花镜用一根细绳拴住兜在脑后，看得出这是一位耄耋老人。早上的阳光柔和明媚，在阳光的照射下，老人头上稀疏的白发随着他头的抖动闪着淡淡的银光。书桌上摆着许多针灸书籍，一沓稿纸铺在桌前，《经络实质》的标题赫然在目，老人在稿纸上奋笔疾书，握笔的手不时地颤抖，常常要停下来休息一会儿才能继续写下去。

突然，老人感到头晕、胸闷，还想呕吐，一种不祥之感掠过他的心头，于是他用颤抖的手拨打了儿子的电话……老人被送进了医院，在与病魔抗争了五十余天后，老人终因积劳成疾、心力衰竭与世长辞。

这位疾病缠身仍笔耕不辍的老人就是我国当代著名中医针灸理论学家、针灸临床治疗学家、教育家于书庄。

于书庄，字子文，号博岐，河北安次县人；生于 1924 年，卒于 2009 年，享年 86 岁；主任医师，曾为北京中医进修学校讲师，后为北京中医医院针灸科副主任及针灸经络研究室主任；曾任中国针灸学会常务理事、北京中医学会理事、中国中医针灸学术委员会委员、卫生部医学委员会针灸针麻专题委员会委员、中国针灸专家讲师团教授、美国中医药针灸学会委员兼教授、美国《中医之声》顾问兼教授。

于书庄是理论、教学、临床与科研均有建树的针灸学家。理论上，他认为辨证论治是中医认识疾病和治疗疾病的准绳；而针灸临证，在辨证的同时更需辨经，在四诊中更应注重经络的诊察，只有辨清证属何经，才能真正做到循经取穴。他从 1953 年起就从事中医教学工作，1968 年到北京中医医院后仍在为培养针灸人才而工作。上世纪 70 年代，他远赴埃及、利比亚、南斯拉夫、日本、叙利亚讲学，培养了一批针灸人才，为针灸在世界的普及做了大量工作。在针灸临床上，他主张取穴准确、用穴有理、取穴数量在少而不在多，即针少而力量专一的观点。同时他还深入研究针灸特定穴的功用以及临床效果，擅长使用针灸特定穴治疗内科疑难杂症，如五输穴、募穴、根结穴、原穴等，在临证时往往收到绝佳的效果。在科研上，他与中国科学院协作，发现"隐性循经感传现象"，先后获得卫生部、北京市科委科技成果奖 6 项，发表各种学术论文 59 篇。

他常说："中医理论浩如烟海、博大精深，每复读一遍就会有新的理解和认识，将理论结合临床实践，才能更好地领悟与发掘先贤们的精髓。这才是一名合格医生的必走之路。"反复学习与实践，反复实践与总结，这就是他的治学态度和理念。

他是这样的一位老人，也是这样的一位学者，为了中医事业贡献了自己的一生，耗尽了自己毕生的精力和心血。当年全国最高人民法院院长郑天翔的夫人亲手书写了"老骥伏枥"四个大字，正是他晚年的写照。

二、立志学医，拜师学艺

于书庄 1924 年生于河北省安次县。其父继承祖上医业，在家行医。因多采用针药并施之法，对所治之症多有疗效，上门求医者络绎不绝。受其父影响，于书庄自幼立志学医，尤其热爱针灸。其父也因他是家中长子，又见他对医道具有浓厚兴趣，对他寄予厚望，希望他今后能够独立门户，支撑起这份家业，因而倾心传授医学知识。从浅显易懂的《医学三字经》、《药性赋》、《汤头歌诀》，到精深难懂的《医学入门》、《濒湖脉学》、《针灸聚

英》、《针方六集》等，都要求他背下来，对已背诵过的条文、歌
赋则要求他能出口成诵，并理解义理，而且还随时抽查。在严父
的指导和督促下，只有十几岁的于书庄已经初步掌握了中医的基
础理论，但这些仍不能满足他探究医学知识的强烈欲望。父亲见
他志向宏大，同时也希望他能学有所长，成就一番事业，于是在
他 18 岁那年送他来到了北京。

于书庄初到北京时，经朋友介绍先在崇文门外北羊市口的一
家中药铺当学徒。他白天抓药配药，有时还要给附近的几家诊所
送药。晚间药铺关门后，在昏暗的烛光之下，整理一天收到的处
方，认真汇集归纳，细细琢磨这些处方中的辨证立法和君、臣、
佐、使的配伍奥秘。在整理体会这些处方时，一个医生名字不断
映入他的眼帘，就是当时与药铺仅一街之隔、在南羊市口的东河
槽 2 号开诊的冯济卿先生。

冯济卿先生，名怀宽，北京人；生于 1874 年，卒于 1964 年，
享年 91 岁。他幼入私塾，熟读四书五经；稍长酷爱中医，入太
医院医学馆学习。他学识渊博，造诣颇深，精于方药，每见神
效，曾于清末之际供职于太医院，先后为太医院医士、吏目。民
国初期，在崇文门外悬壶济世，为民众疗疾。新中国成立后，被
聘为北京市第二中医门诊部顾问。他撰有《医论宜言》、《难经浅
说》、《临证疏义》等，后经门人整理成《冯济卿医论集粹》存
世。冯氏治学严谨，深谙中医理论，并有独到发挥。他开方规
律，证因脉治齐全，在太医院开方时均加小注，注明解决何证。
他从医六十余年，临证经验丰富，一生所收门人众多，培养了大
批中医人才，如齐少农、常忪坡、何相臣、李世明等，均为中医
临床教学骨干，此是后话。

由于冯先生的诊所离于书庄学徒的这家药铺很近，所以他的
许多处方都到了这里。于书庄常常询问服用了冯先生药的患者的
情况，大家都对冯先生的医术竖大拇指。于书庄认定冯先生是一

位好医生，于是常利用给冯先生诊所送药的机会，向他请教，还利用业余时间跟随他学习医理方药。

时间长了，冯先生见于书庄聪颖好学，刻苦勤奋，又博闻强记，且中医理论基础牢固，便有意收他为徒。于是在同行朋友的推荐下，于书庄拜冯先生为师。冯先生将自己平生所治之学，悉数传授给他。冯氏精于妇科，对经带胎产病有独到见解，在治疗妇科疾病时，重视调理脾胃。他认为带下等病多属肝郁脾虚所致，治疗注重疏肝健脾，重视当归、黄芪、党参等扶脾益血之品的应用，因此治疗月经不调等妇科疾病疗效颇佳。冯氏亦擅长内、儿科杂病，对肝、肾、脾胃病以及湿热、小儿惊风、腹泻等病更是药到病除。

冯氏的学术思想和临床经验，对于书庄的医学生涯有很大影响，后来他辨证施针、注重调理脾胃气机、针法贵在"通"与"调"等学术观点的形成与此有密切关系。

在冯先生的指点下，于书庄更加勤奋苦读，深究医理，常常学习至深夜。以后又在冯先生的鼓励与帮助下，经市卫生局考试合格，发给开业执照，于1951年在京坐堂行医，主治妇科疾病。1959年在区卫生局的主持下，冯先生正式收王开明、王旭斋、杜启增、于书庄等为其入室弟子。

在坐堂行医之后，于书庄不满足已学到的东西，为了实现自己从事针灸工作的理想，又经熟人介绍，拜当时京城著名针灸名医张文祥先生为师，从此踏上了探索针灸奥秘的道路。

张文祥先生是河北满城县人，自幼酷爱医学，早年在家乡行医，医德高尚，享誉一方。1928年携子来京，在东便门外挂牌行医。1937年又将诊所迁至广渠门内下堂子胡同。由于其医术精湛，登门求诊者远及京城四方。张氏擅长用针灸治疗内科及疑难杂症。他取穴准确，用针量少，手法独到，对于书庄后来的针灸学术思想和针灸技术的形成有很大影响，跟随张先生学习期间，于书庄勤奋好学的态度和不怕吃苦的精神深得张氏的赏识。渐渐地于书庄在京城已经有了名气，来找他治疗的病人逐渐增多，然而他仍不满足这些。1952 年他参加了由卫生部举办的北京中医进修学校脱产学习，得以系统学习中西医学理论，并于 1953 年 3 月以优异的成绩毕业，获得由中央人民政府卫生部颁发的毕业证书。

晚年之际，于书庄教授每每忆及年轻时拜师学艺之事，常慨叹当年的不易，言语中既充满了对恩师的感激之情，也流露出对现在学习条件的羡慕之意，在旧社会，"教会学生饿死师傅"的现实和由此形成的传统观念，使得老师不可能也不愿意把自己的经验传授给学生。每到治疗的关键时刻，老师总是找个缘由将弟子支开。扎针的时候，就用长长的袖子罩住持针的手。特别是一些关键穴位的进针，往往是在弟子转身之际已经扎完了。这种情况下，想要学点东西就只能靠偷学，要靠自己细心观察，用心揣摩，不断总结点滴发现，整理心得。不过这种学习经历倒也培养了于书庄终身受益的习惯，就是爱琢磨、善总结、找规律，从而形成了自己独特的诊疗经验。这也是他能成为中医针灸界一代大师的重要原因之一。

也正是于书庄的努力与勤奋，孜孜不倦的求学精神，并善于挖掘和总结前贤们的中医理论和治疗经验，为他今后的教学和临证奠定了坚实的中医根基。当他年迈之时，仍可以大段大段地背诵《内经》、《医宗金鉴》等中医经典，以及整篇的《标幽赋》、《百症赋》等，由此可见他深厚的理论功底，这是当年的勤奋与刻苦换来的。他常说"善待病人"，可知他的为人与医德。也正是这种"医者父母心"的品质，成就了今后他在中医针灸界的地位，也充分展示了自己的才华和技艺。

三、教书育人，桃李芬芳

由于成绩优异，理论功底扎实，1953年经市卫生局决定，于书庄被分配到北京市中医进修学校任教，开始教授西医生理学、中医针灸学以及临床辅导实习，并承担西学中班、中医专科班、中医进修班的教学工作。在1957～1959年，他负责各种短期培训班的课堂教学和实习辅导工作。

在校任教期间，他的另一大收获是向同在学校任教的著名中医赵锡武教授学习。

赵锡武教授15岁起自学中医，熟谙中医学理论，对仲景之学尤为精通，曾求师于施今墨、肖龙友等名中医。在中医理论上造诣颇深，对《伤寒论》《金匮要略》之仲景学术思想的研究有独到见解。在学术上，赵氏善于博采众长，勇于推陈致新；在医疗实践中严格遵循中医学理论体系辨证治病，并主张中西医结合治病，他对冠心病、糖尿病、肾病、小儿中风等的治疗有独到之处。他的著作《赵锡武治疗经验》是其一生治学、行医、科研、授徒生涯的心得体会及经验荟萃。与赵锡武教授共事多年，于书庄的理论水平和临床技术又有了很大提高。

在长达15年的任教期间，为了丰富教学内容，于书庄利用业余时间阅读了大量的中医经典书籍，其中包括许多针灸古籍和历代名医专著。尤其是在学习张子和的《儒门事亲》中，掌握了针刺放血的理论、放血法的适应证以及禁忌证等。为了更好地教授针灸，他还亲自撰写了一本《针灸学讲义》，并以古籍中针灸经络图为蓝本，绘制出更加精细的针灸经络图。他还编写出针灸经络穴位歌，既合辙押韵，朗朗上口，又简单便利，利于教学和学员背诵，使得枯燥难记的内容，一下子变得简单易懂。直至退休，于书庄教授的手中还保留着一本。那是本双页对开、蜡版刻写、油墨印刷的讲义，足足有一寸之厚，密密麻麻的小字隽秀而又工整，仍然散发出淡淡的油墨香气，由此可窥他当时付出的心血与辛劳。

由于于书庄工作认真踏实，勤劳肯干，加上爱动脑筋，授课时采用提问法、对比法、综合法，内容丰富且富启发性，形象生动，因此他的课深受师生们的好评。

1960年6月，在时任校长沈云峰的介绍下，于书庄光荣地加入了中国共产党，以后又很快成为了支部委员、支部书记。

于书庄从医六十余载，教授过很多中国与外国学生，为我国中医事业培养了大批中医理论与针灸专业人才。如今国内的许多中医名家都曾听过他的课，真正是"桃李满天下"。这些仍然工作在临床一线的中医名家以及他工作单位中的老专家们，都对于教授的人格操守、思想品德、深厚的中医学理论功底、丰富的临证经验、高超的医术，以及积极地推动与专注于针灸学科学研究的精神赞叹不已，对他充满了敬意。

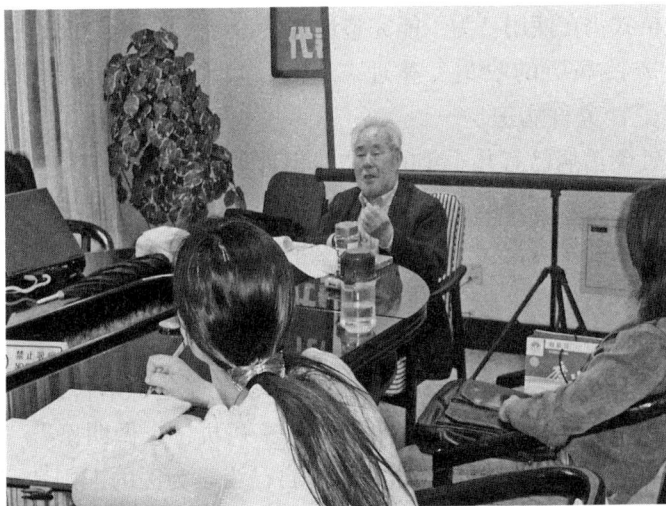

2006年5月，82岁高龄的于书庄给针灸班学员授课

四、探求医理，志做明医

1968年于书庄调到北京中医医院针灸科工作，担任针灸科副主任，同时还兼任针灸经络研究小组负责人，直至1988年退休。调入中医医院针灸科，是他人生中最精彩时代的开始。从那一刻起，他就将自己的全部精力投入到了发展中医针灸事业之中。

于书庄初到针灸科时，科内整体技术力量薄弱，针灸人员专业技术水平参差不齐。为了提高科内针灸人员的整体业务能力，他组织科内医生定期进行业务学习，并安排科内医生给进修生讲课，目的是让医生在讲课的同时，也提高自身的中医理论及专业技术水平。当时针灸病历书写很不规范，医生在书写病历时都是根据自己的习惯，随意性很强。于是，于书庄安排针灸病历书写格式的专题讨论，明确了针灸辨证后，还需辨经，辨证以决定治则，辨经以决定取穴，从而制订出规范的病历书写格式，至今这种格式仍在使用。为了能完整地观察诊断、治疗、疗效的全过程，方便病历的收集、整理、归类，以利于教学与科研，他创建了针灸科病房。

针灸治病已有几千年的历史，但针灸为什么能治病？其机理何在？为了回答这些问题，于书庄根据自己多年的临床经验和思考，总结并撰写出了《针灸为什么能治病》、《针灸治疗作用之我见》，以后又发表了《论针灸的治疗作用》和《影响针灸治疗作用的几个因素》、《针灸治则研究》等多篇论文。

于书庄晚年有一副对联很有深意，上联是"本古训，求新知，治学之道"，下联是"审病因，察病机，志做明医"。这是他在经过多年的求知与探索后，对自己为学为医的准则和要求，也是他在多年的经验积累与沉淀之后得出的感想与体会。这是他的座右铭，也是他人生的写照和治学的准则，更是他对后人的嘱托。

志做"明医"而不是"名医"，音虽同字却不同，虽只是一字之差，但其发自内心的深意却大有不同。他曾对自己的儿子意味深长地说："在治学之路上，不要求你成为一个名医，但一定要成为一个对病因病机以及医学理论明白的医生，这才是作为一名

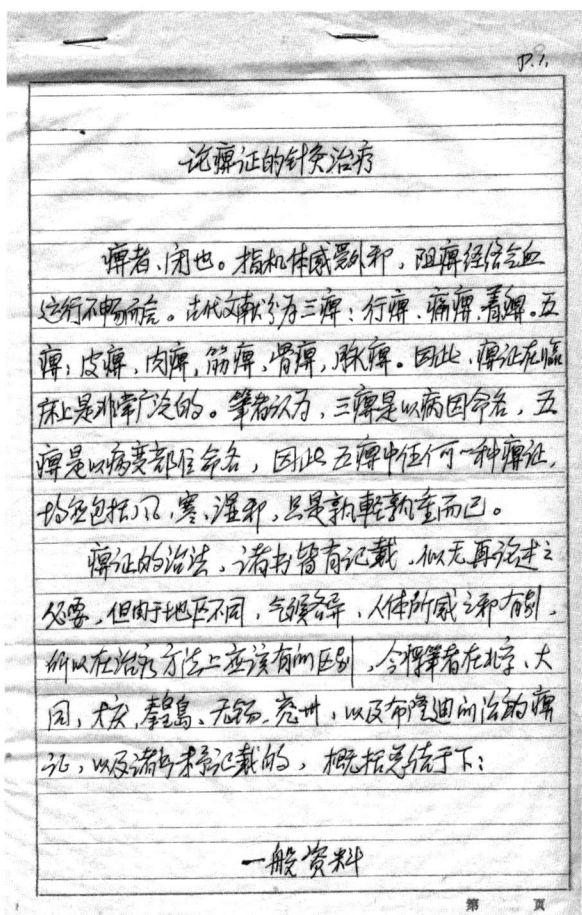

于书庄手稿

好医生的先决条件，你要沿着这条路走下去，坚持不懈，努力进取。"这一句话反映了这位老人在治学之路上的宽广胸怀和严谨的治学精神。

怎样才是明医呢？来看一篇于书庄的文章——《针灸治疗作用之我见》。这篇文章主要论述了决定针灸疗法治疗作用的内部联系，以及如何才能更好地发挥针灸疗法应有的治疗作用。文中总结了大量的临床实践资料，将成功的经验和失败的教训进行归纳和提炼。于书庄认为针灸疗法的治疗作用是综合作用的结果而不是单一的，是受着当时机体机能状态、不同穴位（配伍）、不同治法（针刺、放血、艾灸）、不同手法（补、泻、平补平泻）等多种因素的影响。其中起决定因素的是当时机体的机能状态，是内因，是变化的根据；不同穴位、不同治法、不同手法是外因，是变化的条件。

同时，针灸疗法的作用不能被孤立地认为某穴具有某种治疗作用，也不能孤立地认为某种治疗方法和手法能够起到某种治疗作用；而应该认识到针灸疗法的作用是综合作用的结果，是受到多方面因素影响的。临床所以配伍不同、治法各异、手法有别，主要是以患者当时机体机能状态的不同为依据，而掌握机体机能状态的方法，就是"八纲辨证"。

他通过举例分析提出：针灸疗法治疗作用的内部联系就是在"辨证求因，审因论治"的理论指导下，根据机体机能状态的不同，采取不同穴位、不同治法、不同手法，发挥针灸疗法应有的良性双向调整作用和镇痛、镇静、增强机体抵抗力等作用。而辨证不明，则会使取穴、治法、手法无所遵循，陷入盲目治疗。

对针灸理论与临床能有如此清晰的理解，这就是明医。他的其他几篇文章如《论针灸的治疗作用》《影响针灸治疗作用的几个因素》《针灸治则研究》等都展示了其明医的睿智与成熟。

五、扬威海外，为国争光

在任职的 20 年间，于书庄教授接待了大量的外国留学生与医学代表团，与其交流中医针灸理论知识和实际操作技能。同时，为了将中国针灸推向世界，教授于 1974 年，曾先后赴南斯拉夫和利比亚签署工作合同，派科

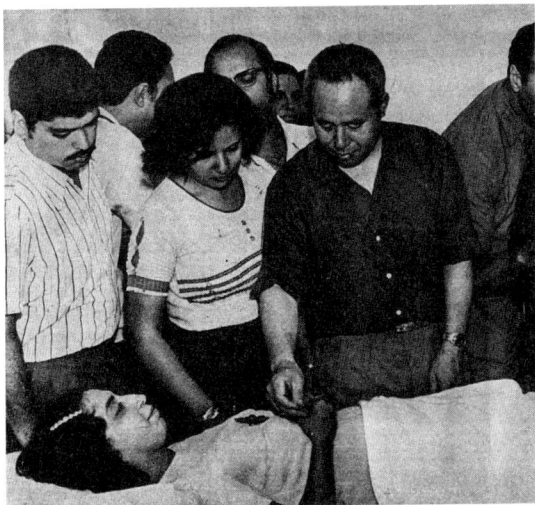

1971 年 7 月于书庄在埃及访问期间做针刺示范

内医生出国工作，以及随中国医学代表团出访埃及、叙利亚、日本等国，为埃及以及周边许多国家闻讯乘飞机赶来的官员和群众进行针灸治疗。当时候诊室的病人一边打着拍子，一边高呼"新中国万岁，新中国万岁"，并将中国针灸誉为"友谊针"，场面十分壮观感人，从此引起国际社会对中国医生和中国针灸强烈的关注。开罗杂志社的记者对此进行了专访，写文章发表在杂志上并附有照片，对当时引起的轰动予以了报道。国内《健康报》也进行了报道，大标题是"银针走向世界"，小标题是"开罗轰动了"、"东方的奇术"。

鉴于于书庄将中国针灸推向世界，让世界了解中国针灸所作出的杰出贡献，以及对中医学经络实质的研究所作出的突出成

绩,1974 年和 1975 年的 10 月 1 日,他两次参加了由国务院总理周恩来署名邀请的国庆宴会、国庆观礼和游园活动。这是国家给予他的荣誉和对他工作成绩的肯定。

六、注重科研,勇于探索

于书庄教授不仅关注与推动中国针灸在国际上的发展与合作,同时也关注中医针灸在国内的临床与科研进展。他不断发掘和总结中医针灸学的精华,研究与探讨经络学说的精髓。他自 1975 年起参与科研工作,与中科院生物物理研究所祝总骧教授合作,测试病人人群中"显性循经感传"的出现规律。在测试中发现了除已知的经络"显性循经感传",还存在另外一种不为人知的传导现象,命名为"隐性循经感传"现象,并通过十二正经的普查,公之于世,得到针灸科研工作者的公认。他还著有《隐性感传的发现和普查》,这篇论文于 1980 年获北京市科学技术委员会(简称科委)三等奖。

他常说"科研这条路才刚刚开始,要走的路还很长,要做的事还很多,我们今后的工作重点就是一定要把经络的实质研究出来"。从此他在科研这条路上走得更远,步履也更坚定。上世纪 70 年代末到 80 年代,他多次主持或参加各级科研课题,《以冷光为指标对中医客观化及经络学说的研究》1980 年获卫生部甲等奖、《隐性感传皮肤导电性的研究》1981 年获卫生部乙等奖、《循经感传激发转化的研究》1981 年获北京市卫生局科研成果奖、《循经感传与经穴发光变化之间关系的探讨》1982 年获北京市科委三等奖、《气至病所对中医经络学及提高针灸治病效果的研究》1984 年获北京市科委三等奖。

于书庄教授的科研情况也常见诸报端,1979 年 6 月 7 日的《中国青年报》报道《经络线是怎样找到的》;1981 年 3 月 20 日

《北京科协动态》第 5 期报道经络协作组对经络感传现象的研究取得成果；1981 年 11 月 16 日《北京科技报》报道《热心科研工作的老中医，记北京中医医院针灸科于书庄大夫》；1986 年 7 月 12 日《光明日报》报道《胃经隐性感传线的定位及其低阻抗性的实验研究》……

于教授还先后写出了高水平的论文、科普文章一百三十余篇，这在当今学术界也是少见的。他的论文不断地被国际与国内的各种期刊转载和收录，受到国内外医学界人士的称赞。

1986 年，中国卫生部、北京中医药学会为感谢其在任职期间为中国针灸事业所作出的巨大贡献，中西医结合研究会表彰他为培养中西医结合人才所作出的杰出贡献，北京市卫生局特授予他从事中医工作 30 年荣誉证书。这是国家给予他的荣誉和对他工作成绩的肯定。

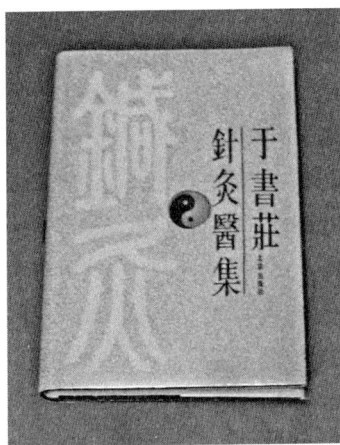

《于书庄针灸医籍》于 1992 年 6 月出版

第二章
医 论 医 话

　　于书庄教授从事中医理论研究和临证治疗六十余载，对临证辨证、临证时应注意的内容以及针灸疗效的影响因素进行了深入研究并加以总结，形成了自己的学术观点。

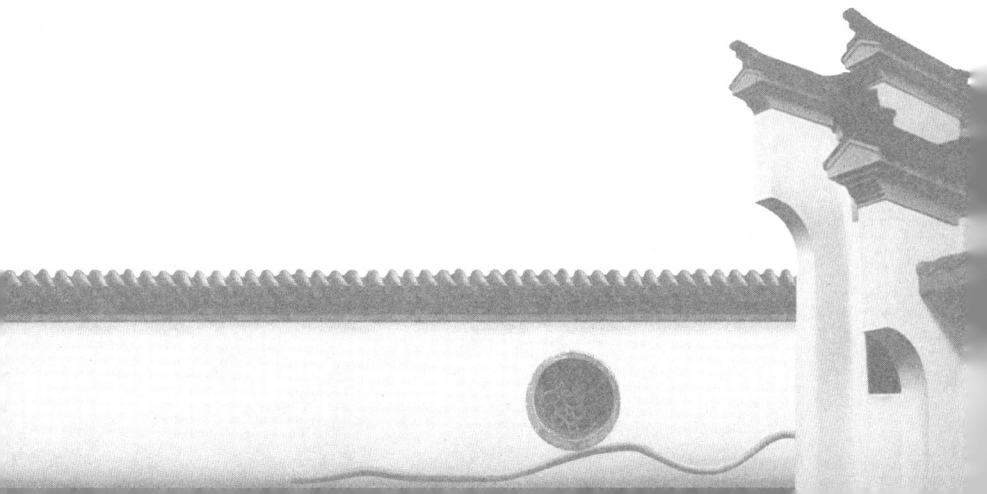

一、影响针灸疗效的因素

（一）辨证与辨经

辨证论治是中医诊疗学的核心内容之一，凡谙熟中医者无不知晓。衡量一名针灸医师的水平高低，要看其辨证论治的功底如何，即辨证是否准确、用针取穴是否合适。因此将辨证论治视为中医的精髓丝毫不为过。而临床疗效如何完全取决于医生辨证论治的准确与否。针灸疗效表现为一种动态现象，即同一个穴位，虽使用同一种手法、用于同一种疾病，因受针人的不同、病情不同，收到的效果也不同。因此，只有辨证准确，辨清病因、病变部位和性质、邪正的盛衰，才能确定针灸的方法，如虚则补之、实则泻之、热则清之、寒则温之、菀陈则除之等。因此临床上必须辨证明确，因证采用适宜的方法和相应的针刺手法，才能取得良好的治疗效果。

辨经是辨别病属何经。辨经的目的，是通过循经取穴以求得对因治疗。在临床上若只辨证而不辨经，则针灸施术就会无的放矢，可能还会出现虚虚实实之弊。

病例1：王某，女，57岁。初诊日期为1975年9月15日。

病史：患者1个月前出现全身疼痛，近来又出现腹痛肠鸣，一日腹泻十几次，呈黄水样便，肛门灼热，恶心未吐。体温37.8℃，舌苔腻，脉濡数。医者不明辨证，只取天枢、足三里、曲池等治疗腹泻发热的穴位进行治疗。治疗两次后，虽腹泻次数稍减，但仍肠鸣作泻。继而改灸关元穴，针足三里穴，治疗后仍未显效。诸症均未解除，遂来求治。

检查：诸症同上，体温37.5℃。

诊断：腹泻。

辨证：外感寒湿，故病初起时有全身酸痛；继而病邪由表及里，寒邪化热，故而出现一派湿热证候。

治法：清热除湿，止泻。

治疗：于委中穴用放血疗法。

隔日复诊，腹泻已止，体温恢复正常。

【按语】从本例患者的治疗经过可以看出，若临证不明辨证，就会使针灸陷入"对症治疗"的简单思维，不会取得好的治疗效果。因此，只有辨证准确，才能正确选用穴位和治疗方法，提高针灸疗效。

病例2：侯某，女，11岁。初诊日期为1981年8月18日。

病史：患者1978年春因食虾皮及剧烈活动出汗受风，当晚后背出现大片风团，即去某医院就诊，诊为"荨麻疹"，予口服扑尔敏及注射葡萄糖酸钙，皮疹消退。但以后每年都要反复发作，每遇冷风或食韭菜、牛羊肉、鱼虾等，风团便会出现，范围自背部发展到颜面、前胸、后项及四肢，疹色淡红；甚则眼睑、口唇浮肿，腹痛。以后出现大便溏，甚则急迫。

检查：面色黄白，体瘦。舌质淡、苔薄白，脉濡。

诊断：荨麻疹。

辨证：初病时由于进食虾皮动风之物，外因汗出受风，风寒之邪郁于皮肤而发病。以后病程日久，加之患者禀赋不足，肠胃虚弱，病邪乘虚而入，由表陷里，故对多种食物过敏。大便溏，甚则急迫，面黄肌瘦。

治法：表里兼治。治表以益气固表，疏散风寒；治里宜温补肠胃。

治疗：① 大椎、大肠俞，用热补法；委中，针后寻找柔和的酸胀感。② 天枢、足三里，均用热补法；曲池，针后寻找柔和的酸胀感。两组穴交替取用，隔日1次，每次留针15分钟，10次为1个疗程。针刺后停服一切药物。

患者治疗 1 次后，隔两三天才出现一两个风团，大便已成形。治疗 16 次后痊愈。

病例 3： 李某，女，30 岁。初诊日期为 1975 年 9 月 15 日。

病史：患者七八年来每遇冷风即感全身刺痒，继而出现大小不等的风团，色粉白，以四肢为多，几小时后风团逐渐消退，口不渴。曾经中医治疗无效。

检查：舌体胖大，苔薄白，脉浮。

诊断：荨麻疹。

辨证：平素体虚，卫气不固，复感风寒，郁于皮肤而发病。

治法：益气固表，疏散风寒。

治疗：灸大椎，以益气固表；针曲池，以疏散风寒；针血海，以和血止痒。

针灸 3 次后，再遇冷风仅感背部刺痒，不出现风团。针灸 5 次后，再遇冷风已不感刺痒而愈。

【按语】 后两例均由于辨证准确，取穴、治法、手法适宜，故而收效显著。以上两例均为慢性荨麻疹，但因其病情不同，故而辨证、取穴、治则各异。二者相同之处：其一，均为卫气不固复感风寒而发病，故每遇冷风则风团复发，团块粉白，口不渴，舌苔薄白，脉无力。其二，均为正虚邪实，治宜补泻兼施。二者不同之处：其一，前者是表里同病，后者病在表。其二，前者肠胃均虚，后者仅是卫气虚。故而前者重在温补肠胃，后者宜益气固表、疏散风寒。

病例 4： 冯某，女，32 岁。

病史：患者左牙痛 1 个月，每食冷热或酸甜食品均能引起牙痛发作，以夜间发作为甚。初痛时针刺下关、颊车、合谷等穴，或服止痛片均能止痛。后来臼齿跳痛难忍，频含凉水以期减轻疼痛，服止痛片无效，遂来院就诊。针合谷、颊车，合谷捻针 10 分钟，牙痛并未缓解。

检查：经络诊察，肩井、完骨、浮白、天冲、曲鬓穴均有压痛，尤以浮白、完骨穴压痛明显。

诊断：牙痛。

辨证：少阳风火。

治法：泻火止痛。

治疗：针肩井捻针5～6分钟，牙痛仅能缓解片刻。继而针浮白、完骨，得气后即留针，牙痛立止。

次日午后复诊，自针后一夜未痛，午后又有些疼痛，继针浮白、完骨，牙痛又止。三日后复诊，牙痛未作。

病例5：李某，女，28岁。

病史：患者1年来经常牙痛，遇冷热或凉风均可引起牙痛。昨夜左上磨牙持续性疼痛，牵扯左太阳穴部疼痛，晨起手捂面颊，表情痛苦来医院就诊。针下关、合谷、内庭，合谷捻针后牙痛不减。

检查：经络诊察，曲鬓、丝竹空穴压痛。

诊断：牙痛。

辨证：少阳风火。

治法：泻火止痛。

治疗：取曲鬓、丝竹空两穴，针之牙痛立止。

【按语】针对患者病情，开始时针合谷、颊车、下关、内庭穴有效，后来针之无效，是因初痛时病在阳明经，所以针刺阳明经穴能够止痛，后来病程日久，火热之邪由阳明侵入少阳，故取阳明无效，刺少阳而收功。由此可见，临证时不仅需要辨别虚实寒热，更要辨别病在何经，按经取穴才能达到止痛目的。

（二）选穴与取穴

大部分穴位分布在十四经的循行线上，是"神气出入游行的处所"。经络分别联系各个脏腑，穴位同样具有相对的特异性。临证在辨经的基础上"循经取穴"，按组配原则，若选穴适当便能收到良好的效果，若选穴不当则会影响针灸疗效。同时，只选穴准确还不行，还要取穴准确，不能准确取穴则治疗疾病就无从谈起。

病例：郝某，女，74岁。初诊日期为1975年9月11日。

病史：患者因生气于当晚突发阵发性腹痛，疼痛剧烈，以右下腹及胃脘部疼痛明显。

检查：面色黄，腹部平软，按之稍显紧张，未见急腹症体征。苔白，脉沉。

诊断：腹痛。

辨证：肝失疏泄，横逆犯胃。

治法：疏肝理气，和胃止痛

治疗：先针内关，继刺足三里，最后刺人中。

内关穴，小幅度捻针10分钟，疼痛有所缓解，但不久又痛。继针足三里穴，手法同前，根本无效。最后针人中穴，针入痛止。

【按语】本案虽辨证准确，但由于取穴不当，故疗效不佳。因为内关穴虽是手厥阴、阴维之会，阴维为病"苦心痛"，故内关穴是治疗肝气犯胃的要穴，但由于此患者病情较重，针内关穴的力量不足，所以针后只能缓解片刻，不能治愈。足三里穴仅是胃之合穴，故针后毫无效果。人中穴是督脉、手足阳明之会穴，督脉总督六阳经，故六腑疼痛均可取用。更由于人中穴疏肝理气、和胃止痛的作用强于内关穴，故针入痛止。

（三）治疗方法的选用

临床上常用的治疗方法有很多，如针刺、艾灸、火针、放血等。这些方法各有其不同的治疗作用和适应证，医者必须认真研究、掌握、认识它们，才能运用自如。否则，在临床上盲目使用，会影响针灸治病的疗效。

病例 1：刘某，女，47 岁。初诊日期为 1977 年 7 月 19 日。

病史：患者 1 个月前精神受刺激后，胸腹大腿等处开始出现散在性红斑、丘疹，发痒。在其他医院行脱敏等中西药治疗，症状不减反重。红斑及丘疹分布范围不断扩大，剧痒，灼热。1 日前在外院诊为湿疹，因用西药有恶心等副作用，故来我院治疗。

检查：整个躯干部、臀部、阴部及小腿内外侧皮肤发红，散在大量红色小丘疹。胸腹腰背及大腿内侧呈大片集簇状排列，边缘不清楚。未见渗液及结痂。大便干，小便黄，口渴思饮。舌质红，苔黄腻，脉数。

诊断：急性泛发性湿疹。

辨证：湿热内蕴，热重于湿。

治法：清热化湿。

治疗：双侧曲池、委中，三棱针放血，待血色由暗红变鲜红为止。

当日放血后，剧痒及灼热感即减轻大半。隔日 1 次，共放血 2 次。后改成针刺大椎、曲池、合谷、三阴交、血海穴。4 次后大部分丘疹消失，灼热感消失，皮肤颜色大致恢复正常，仅背部皮肤有时刺痒，周身皮肤遗有部分抓痕。继改针大椎、肺俞、膈俞、委中，其中大椎、膈俞、委中交替放血。又治疗 15 次，症状消失，临床痊愈。

【按语】于书庄教授认为，湿疹的病因主要是湿热为患。但临证时须辨明是湿重于热，还是热重于湿，或是湿热并重。此患者一派实热证，相比之下湿的表现不明显，因此急宜泄热凉血。欲泄热，三棱针较毫针作用为强，而放血又较其他方法为优。第一，曲池、委中穴放血，对于急性泛发性湿疹属于热重于湿者，止痒效果良好。第二，辨证准确、选穴精准、治疗方法得当是治疗成功的关键。

病例2：史某，男，15岁。初诊日期为1975年8月7日。

病史：患者因天气炎热，过饮冷水，随即出现腹部剧痛，出汗，呼叫，恶心，自觉咽部有物往上顶（蛔虫），急抬医院就诊。

检查：面色黄白，苔薄白，脉沉伏。腹部未见外科体征。

诊断：急性胃脘痛。

辨证：寒邪犯胃。

治疗：针内关、中脘、足三里。

针后疼痛稍减，但未完全缓解。继而中脘穴加灸，灸后疼痛立止。

【按语】本案系患者过饮冷水，寒积于中，胃气受寒邪阻遏。只针不灸，虽针刺亦能温中散寒、调气止痛，但散寒之力不足，故针后效果不佳。根据"寒则温之"的法则加灸中脘穴，由于灸法的温中散寒作用较强，故灸后寒邪得散、胃气得通而痛立止。可见选用正确的治疗方法是治疗的关键。

病例3：田某，男，41岁。初诊日期为1975年1月21日。

病史：患者连续6天右眉弓及前额胀痛，上午重下午轻，伴有右眼流泪，右侧鼻孔流涕，微恶风寒。

检查：面色赤，苔薄白，脉浮弦。

诊断：头痛。

辨证：外感风热，上扰清窍。

治法：疏风清热。

治疗：取合谷、外关、太阳、丝竹空穴，针刺配合放血。

针合谷、外关穴。针时痛止，但未起针，头痛又作。继而在太阳穴放血，头痛立止。次日复诊，去太阳穴加丝竹空穴而愈。

【按语】本例虽然辨证准确，但开始选用治法不当，因此不能收效。针刺合谷、外关穴虽有疏散风热的作用，但其力不足，故针刺痛减，时而又作。太阳穴放血增强泄热之力，故针后头痛立止而愈。

（四）针刺手法的选用

使用针刺手法的基本要求，一是因人、因证而异，根据患者病证的不同选择不同的针刺手法，以提高疗效；二是减轻刺痛。针刺的深浅是根据病位的深浅来决定的，手法的选择是根据不同的病情来决定的，均以寻找到适宜的针感、传导方向及强度为准则。施术者若能根据不同性质的病证（寒、热、虚、实），获取适宜的针感（热、凉、柔和、强烈）以及针感传导到理想方向，即可提高针刺疗效。

病例：郝某，女，46岁。

病史：患者腰痛数年，现以右侧为重，活动、直立时腰痛明显，睡眠时不能平卧，不能伸腿。腰痛与天气变化无关，伴有纳呆、头晕、多梦、心烦。

检查：舌质淡红，苔白而干，脉沉细。

诊断：腰痛。

治疗：针刺昆仑、后溪穴，治疗两次后腰痛如故。经进一步问诊，知其子宫脱垂3年，子宫脱至阴道口外（Ⅱ度），小腹坠胀，腰痛，夜间不能平卧。因改变取穴，针关元、三阴交、子宫穴（要求进针后找到抽搐感，即患者有子宫向上抽的感觉）。经1次治疗后腰痛减轻，继用上方加曲骨穴以增强固摄胞宫之力，针刺6次而愈。

【按语】本例是由于问诊不详，造成辨证、取穴、手法失当。这些均导致针灸无效或疗效不佳。通过纠正其辨证、取穴、治法、针刺手法的失误后，收到了良好的治疗效果。

总之，于书庄教授认为，辨证是研究疾病的共性，是用以指导临床治疗的。辨病是研究疾病的个性，是用以确定针灸的适应证及其适用范围的。而针灸疗效的获得，取决于患者当时机体机能状态（即寒、热、虚、实）；选取不同的穴位、不同的治法（针刺、放血、艾灸等）及不同的手法（产生不同性质的针感），也是取得疗效的重要因素。在诸因素中，患者的机体机能状态是内因，是变化的根据，起着决定性的作用。穴位、治法和手法是外因，是变化的条件。外因必须通过内因才能发挥作用。因此，不能孤立地认为某个穴位具有治疗某种疾病的作用，某种手法能够起着某种治疗作用。而应该认识到，针灸的疗效是诸因素综合作用的结果，而不是单一因素作用的结果。在临床上所以取穴不同、治法各异、手法有别，其主要根据是患者当时的机体机能状态、证属何经。而掌握机体机能状态的方法，就是"八纲辨证"；掌握证属何经的方法，就是"经络诊察"法。在临床上不仅要重视"辨证求因"、"审因论治"，还要重视"辨别病经"，否则临床取穴、治法、手法均会无所遵循，只能是头痛医头、足痛医足，陷入对症治疗的泥沼。而各个穴位的治疗作用都有其相对的特异性，各种治疗方法和针刺手法又有各自不同的治疗特点，因此对于如何选取穴位，以及选取适宜的治疗方法和针刺手法，也必须加以重视。只有这样，才能不断地提高针灸技术水平，取得更好的疗效。

二、针灸治则研究

中医的治则，是以阴阳五行、藏象、经络、病因病机、四诊八纲为理论基础，按疾病的起因、病变所在以及疾病发生、发展的普遍规律而确定的。而针灸属外治法，药物属内治法，二者的治疗方法、途径不同，作用机理各异，所以辨证内容和治疗法则也各有其独到之处。

（一）针灸辨证以辨经为要

中医学中"证"的概念是若干症状的综合，它包括疾病的内在联系——病机。针灸辨证，除运用八纲、脏腑、气血、病因等辨证方法外，同时更需要"辨经"。就是说，针灸辨证，必须在运用其他辨证方法的同时辨清证属何经，然后取穴才有依据。若只知胃脘痛取足三里、胸痹取内关，虽似"循经取穴"，实际上类似对症取穴，使循经取穴流于形式，知其然而不知其所以然，要想提高疗效是不可能的。

例如牙痛，是否取合谷穴都能止痛？合谷穴虽是治疗牙痛的有效穴位，但不能治愈所有性质的牙痛。究其因，合谷穴是手阳明之脉的原穴，故只能治因手阳明之脉发病而导致的牙痛，对于其他经脉发病引起的牙痛，针刺合谷穴是无效的。因此，针灸辨证应首先辨经，是"治病必求其本"的一个原则。

辨经的方法：首先要熟悉经络的病候，然后才能在临证时有目的地对有关经脉循行部位（皮部）和穴位进行检查。检查的内容包括疼痛部位和反应点出现的血络、肿胀、凹陷、温度变化，以及脉之盛衰、有关经穴压痛和皮下结节、条索状物等。在临证时，若不进行检查，只凭患者主诉，是不能正确判断具体疼痛部位和证属何经的。

再以牙痛为例来分析。《灵枢·经脉》记载："大肠手阳明之脉……是动则病齿痛。"说明牙痛是大肠经脉病。但引起大肠经脉发生病变的机理不同，故临证时应该审慎鉴别。若切其大迎脉盛，则证明是足阳明胃火引发的手阳明经脉病变，病本在足阳明，治宜取大迎、内庭穴。若检查耳门、丝竹空或曲鬓、浮白、完骨等穴出现压痛，则证明是少阳风火引发手阳明经脉病变，病本在少阳，治宜分别取耳门、丝竹空、浮白、完骨等穴。若查无上述体征，仅症见隐痛、牙齿松动，则是足少阴虚火上炎引发大肠经脉病变，病本在足少阴，治宜取太溪。若视其齿龈肿，切其大迎脉不盛，按其耳门、浮白、完骨等穴没有压痛，切其阳溪脉盛或按之痛，则证明是手阳明本经发生病变，治宜取合谷穴。若此，才是名副其实的"循经取穴"，也可称为"辨经取穴"。

（二）针灸论治，法在通调

于书庄教授认为，针灸治则是针灸治疗学的重要理论内容，是指导针灸临证治疗的基本大法。他认为针灸的治则在"通"与"调"。《灵枢·刺节真邪》讲："用针之类，在于调气。"《素问·至真要大论》讲："谨察阴阳所在而调之，以平为期。"这些都是说明针灸治病的基本原则是调气，即调整失衡的阴阳、气血，使之恢复平衡，以达到治疗的目的。"调"，补虚是治疗虚证的调气法；泻实是治疗邪气盛实的调气法；清热是治疗热证的调气法；温寒是治疗寒证的调气法；升清降浊是治疗气机升降功能失常的调气法。"通"，祛瘀通络是治疗瘀血证的法则，包括刺络祛瘀、温经通络、益气通络等。疏通经气法适用于气机阻滞之证。同时他还特别强调通调之法，彼此之间不是孤立的，而是一法之中寓有他法。因而在临证立法时，必须针对具体病机，选用一法或两法合用，才能取得良好的效果。

（三）针灸的标本缓急

"标"与"本"是两个相对应的概念，有几种不同的含义。这里是针对疾病主次本末和病情轻重缓急的治疗原则而言。如病因与症状的标本关系，病因为本，症状为标；人体正气与致病邪气的标本关系，正气为本，邪气为标；疾病的新旧、原发与继发的标本关系，旧病与原发病为本，新病与继发病为标等。标是疾病表现于临床的现象和所出现的证候；本是疾病发生的病机，即疾病的本质。

在病情变化的过程中，应该按照"急则治其标，缓则治其本"、"间者并行，甚者独行"的原则进行治疗。

急则治其标——指在疾病的发展过程中，如果出现紧急危重的证候，影响到病人的安危时，就必须首先解决它而后再治疗其本病。

缓则治其本——指病情变化比较缓慢、病程较长的病证或慢性病，就要以治疗其本病为先。如寒邪犯胃的胃脘痛，胃脘痛症状为标，寒邪属病因为本，用灸法以温中散寒而痛止。

间者并行，甚者独行——指在病情轻的情况下，可以标本同治。在病情重的情况下，则应标急治标、本急治本，切忌治不精专。正所谓，"知标本者，万举万当，不知标本，是谓妄行"。

三、临证"五明"为先

于书庄教授在长期临床实践中体会到，提高针灸临床疗效，医者临证必须做到"五明"，即临证时通过四诊及检查后，对五个问题要作出明确的回答。

（一）明确诊断——病属何病

诊断包括中医诊断和西医诊断。西医诊断是通过客观的观察、检验，明确患病的处所、原因、形态表现的结论，是对疾病的静态观察，反映疾病的个性——本质。中医诊断的精髓是"辨证"，是对疾病表现出的症状、发生发展变化过程的动态观察，从病理变化的机理去认识疾病的本质，反映着疾病的共性——机转。一种病之所以区别于另一种病，是有其本质区别的，共性并不能完全代表个性。如腰痛是常见病，但有器质性腰痛和功能性腰痛两大区别，如若只知辨证不知辨病，前者可能治疗多次而无效，后者却弹拨昆仑穴一次而愈。因此，辨病应使用西医病名，施治当宗中医法则，取其长而补其短，这也是发展针灸事业的捷径。

（二）明确辨证——证属何因

针灸是中医学的重要组成部分，针灸临床离不开辨证论治理论体系的指导。证反映了疾病的本质，反映了影响疾病发生发展的诸多因素的内在联系，辨证是论治的前提。因此，只有明确了病属何证，才能正确地确定治疗原则。而辨证必须求因，求因方知证之真伪，这也是中医"辨证求因，审因论治"的指导思想。

（三）明确病经——证属何经

明确病经系指明确证属何经。临床实践证明，病位与病经有些是一致的，如脾胃虚弱所致的胃脘痛，病位与病经均在胃；而有些则不一致，如肝气犯胃的胃脘痛，其病位在胃，其病经却在肝。因此，针灸临证，除用八纲、脏腑、气血、病因等辨证外，还需进行经络检查，根据症状和经络阳性反应，辨出证属何经，然后取穴才有根据。如若不明证属何经，只知胃脘痛取足三里穴、胸痹取内关穴、腰痛取委中穴等，如此貌似"循经取穴"，实际上是"对症取穴"。因此说，"针灸辨证，以辨经为要"，是"治病必求其本"的一个原则问题。

辨经的方法：首先对经络、证候要熟悉，然后才能在临证时有目的地对有关经脉循行部位（皮部）和穴位进行检查。检查的方法，有"审"、"切"、"循"、"扪"、"按"诸法。检查的内容包括疼痛的部位，出现的血络、肿胀、凹陷，温度的情况，脉之盛衰，有关穴位压痛和皮下结节，条索状物等。

（四）明确治在何经、取用何穴

《灵枢·经脉》所载病候表明，是动病候与是主病候有的经是一致的，如肺经，"是动则病……喘咳"，"是主肺所生病者，咳"。有的经则不一致，如肝经，"是动则为腰痛，不可以俯仰"，但是主治腰痛的不是肝经，而是足太阳膀胱经。这就提示，经络检查所发现的异常经脉，不完全是治疗经脉。因此，医者还须细致、深入地研究经脉的主治范围，以临床病候为线索，以经脉异常为依据，结合中医理论及腧穴的相对特异性，才能比较准确地分析、判断该病治在何经、取用何穴。这是因为中医治病，非常强调圆机活法。如治心不治肾，非其治也；治痰不治脾，非其治也；治痰先行气；治风先治血，血行风自灭；以及扶正祛邪、阴废治阳、阳废治阴、脏实泻腑等。

于书庄教授提出反应点不一定就是疾病的治疗点、治疗点（穴位）不全是反应点的观点，临床上治疗选穴时要注意。试举例说明之：有一患者症见胸闷气短，感寒遇劳尤甚，重则气喘，心痛时作，舌苔白，脉沉细。辨证为脾肾两虚、胸阳痹阻。经络检查，通里、渊腋、丘墟穴压痛明显，说明心胆两经发生变异。立法：补益脾肾、宣痹通阳。取穴：中脘、气海、足三里、关元（灸）、通里、丘墟穴。针刺施用热补法。取穴包括心、胆、任、胃四经。如此选经取穴，则是以临床证候为线索，以经络异常为依据，结合中医理论及腧穴的功能特性综合分析，判定治在何经、取用何穴的，而不局限于疾病的反应点。

（五）明确施用何术

术，是指治疗方法（针刺法、艾灸法、火针法、放血法等）及其操作技术。选择哪种治疗方法更恰当，则要依据病情的虚实寒热以及各种治疗方法和针刺手法的主要作用来决定，而不是随意用针用灸。针刺法，系指毫针针刺法，针刺法有补虚、泻实、清热、温寒、升清降浊、行血祛瘀等作用，故针刺法在针灸临床上的应用最广，为针灸治病的主体。针刺法的泄热降火、祛瘀活血的作用稍亚于放血法。所以临证治疗火热、经络瘀阻的轻症，可以单独使用针刺法。若火热、毒热、暑热、热极生风，以及积滞化热、五志化火、气火上逆的实火证，则宜放血与针刺并用，以增强泻火、祛瘀的作用，故放血法为针刺法的左翼。虚火证只宜针刺，放血是不相宜的。针刺法的助阳温寒作用次于艾灸法和火针法。因此，治疗虚证、寒证的轻者，可单独使用针刺法。对于陈寒痼冷、寒凝血瘀、阳虚火衰、亡阳等证，则宜灸法与针法并用。火针亦属温法，但与艾灸是有区别的。火针主要用于治疗寒痹（经筋病），而灸法不仅用于治疗寒痹，同时还用于治疗内脏虚寒证。在临床上若欲回阳固脱，只用灸法而不用火针，则是有力的佐证。因而，灸法有温补、温通、温散的作用，故而成为针刺法的右翼。

四、脾胃学说在针灸临床的应用

脾胃学说是中医学理论的一个重要组成部分。它源于《内经》，昌于金元时代，发扬于后世，形成独特的学术流派，在指导临床实践中始终发挥着重要的作用。多年来，于书庄教授运用脾胃学说指导针灸临床实践，取得了满意的效果。他的心得与体会如下。

（一）气血亏虚，宜补脾胃

气为阳，血为阴。气与血有阴阳相随、互为依存的关系。气之于血，有温煦、化生、推动、统摄的作用。故气虚而无以生化，血必因之而虚少；气寒而无以温煦，血必因之而凝滞；气衰而无以推动，血必因之而瘀阻；气陷而失于统摄，血常因之而外溢。血之于气，则有濡养、运载的作用。血为气之母，故血虚无以载气，则气亦随之而脱；气失血之濡养，则燥热诸疾由之而生；尤其是血一脱失，则气无以附，可致阳气涣散不收而出现脱气、亡阳等危重证候。这就是气血相互依存、互相影响的机理。临床上经常运用此机理解释一些病理、生理现象。但是，气血均来源于后天的水谷精微。自然界的水谷变为人体的气血，是要通过胃的受纳、脾的运化以及中焦如沤的气化作用共同完成的。故古人认为脾胃为"后天之本"，脾胃为"气血生化之源"，同时还认为"脾胃之气既伤，而元气亦不能充，诸病之所由生也"。所以，临床治疗气虚证、气陷证、血虚证、血溢证以及气血两虚等证，均应从补益脾胃入手，即遵循气血亏虚宜补脾胃的法则。

病例 1：徐某，女，24 岁，未婚。

病史：患者阴道出血 80 天。近因工作劳累，自 3 月 16 日月经来潮，半月余未净，经治疗月经干净 3 天，于 4 月初阴道再次出血，至今未止。出血量多，血色淡，伴有头晕眼花、全身乏力、心慌悸动等症。饮食、二便如常。自病后曾经口服求偶素、安络血、维生素 C、维生素 K、益母膏及中药 10 剂，注射甲酸雌二醇等均无效，于 6 月 5 日要求针灸治疗。

检查：血红蛋白 97g/L。面色黄白，脉沉细无力，舌质淡，苔薄白。

诊断：功血。

辨证：劳累伤脾，统摄无权。

治法：补脾益气，升阳固冲。

治疗：①隐白穴（双侧）各灸三壮；百会、中脘、气海、足三里、三阴交穴均用温补法。②膈俞、肝俞、脾俞、肾俞穴均用温补法。两组交替使用，每日 1 次。

经 1 次治疗后，大量出血止。进而继续治疗 17 次，月经仍淋沥不断。取穴改为气海、中极、三阴交、然谷、太冲，针 1 次后次日出血量增多，继而出血停止。共治疗 19 次，历时 24 天，后又巩固治疗 9 次，停针观察，于 7 月 20 日查血红蛋白 120g/L，

7月23日月经来潮，至今已年余未复发。

【按语】本例患者病因劳累过度伤脾，脾气虚则统摄无权，冲任不固，故出血。血色淡者，虚也。有血块者，血瘀也。气虚瘀阻故出血不止。出血过多，气血亏虚，不能滋养头目，上荣于面，故头晕眼花、面色不荣。血不养心，故心慌悸动。血虚不能上承于舌，故舌质淡。脾气虚，故全身乏力。气虚则鼓动血行之力不足，故脉沉细无力。方取足太阴之根穴隐白，用灸法以益脾气止血；健脾宜升阳，故取百会穴；中脘穴为足太阴之结穴，气海穴为生气之海，足三里穴为胃之合，三阴交为脾、肝、肾之会穴，均用温补法以补益脾气止血。膈俞为血之会穴，肝主藏血，脾主统血，肾为元阴元阳之脏，八穴合用补益脾肝肾以固冲任。经取用1组穴治疗1次后，大量出血已止，说明脾气得充。进而继续治疗17次，月经淋沥不断，说明瘀血未除，故改用第3组穴，用以益气祛瘀而收全功。

病例2：孙某，女，54岁。

病史：患者月经10日不止。腰、腹不痛，月经量多、色红，伴有全身乏力。患者15岁月经初潮，周期正常。3年前开始月经不准。以后两年间，每年月经来潮1次，近期行经1次，经期1天。

检查：舌质淡，苔薄白，脉沉细。

辨证：脾气虚弱，统摄无权。

治法：补益脾气。

治疗：隐白穴灸3壮；中脘、气海、足三里、三阴交穴，均用温补法。

经1次针灸治疗后月经停止。

【按语】本患者年过五旬，肾气早衰，故自51岁时月经经期不准。近因气虚而摄血无权，故月经量多，过时不止。全身乏力乃气虚之征也，舌质淡、脉沉细亦皆气虚之象。故取上穴，使脾气得充，出血得止，1 次而愈。

病例 3：李某，女，48 岁。

病史：子宫脱垂 5 年，半年来加重。患者于 5 年前妇科普查时发现子宫脱垂Ⅱ度，当时仅下蹲时有脱垂感，未加注意。半年前因患重感冒，咳嗽剧烈，子宫脱垂加重，劳累及进食后更为明显，子宫脱出时伴有大小便困难，小便频、淋沥不尽。月经 40~60 天一行，经期 7~8 天，白带多。食欲、睡眠一般。未经任何治疗。

检查：血压 170/90mmHg。舌体胖大，苔薄白，脉沉细。

辨证：中气不足，气虚下陷。

治法：补中益气，升阳举陷。

治疗：取百会、中脘、气海、曲骨、子宫、足三里、三阴交穴，均用热补法。气海、曲骨、子宫穴均要求针下出现子宫向上抽搐的针感。

治疗 15 次后仅于用力时子宫脱出，但能自回。治疗 20 次后痊愈，至今已观察 3 年未复发。

【按语】 脾宜升则健，故取百会穴以升阳；取中脘、气海、足三里、三阴交穴以健脾益胃、补益中气；取曲骨、子宫穴，针后寻找子宫向上抽搐的针感以举陷。诸穴合用，收到补益中气、升阳举陷之效，故使多年之疾经过 20 次治疗而痊愈。《灵枢·脉经》曰："陷下则灸之。"根据这一法则，治疗本病应用灸法，可是为何只针不灸却能治愈呢？其因有二：一是《灵枢·经脉》所讲的"陷下则灸之"，是指经脉或穴位若见陷下者（寒证）应该用灸法，而不是指气虚下陷证。二是实践证明，治疗气虚下陷的子宫脱垂，针刺优于灸治，尤其是针后出现子宫向上抽搐针感的患者疗效更佳。因而治疗此种病证只用针刺而不用灸疗。

（二）扶正祛邪，宜助脾胃

扶正，是扶助正气（增强抗病能力）；祛邪，是驱除邪气（消除致病因素）。邪正斗争，实质上是机体抗病能力与致病因素的斗争。这种斗争不仅关系着疾病的发生，而且影响着疾病的发展与转归。所以，从一定意义上讲，疾病的过程也就是邪正斗争的过程。其结果或为正胜邪退，疾病趋于好转或痊愈；或为邪胜正衰，疾病趋于恶化或死亡。因此，临床治疗一些慢性病，医者必须注意扶助人体的正气，这对于驱除病邪、使病情向好的方向转化，以及缩短疗程、提高疗效均有一定意义。但是，人体正气之盛衰与脾胃的关系最为密切。因为胃主受纳，脾主运化，后天之水谷需要经过胃纳脾运，才能变成精微物质以充养正气。因此，针灸扶助正气，应从补益脾胃着手。

病例1：王某，女，44岁。

病史：患者两膝痛怕冷已达三四个月。遇热则舒，虽时值6月，仍穿毛裤，伴有全身乏力、精神不振、胃部怕冷，纳呆，大便急，有时不能自控，汗多，手足心热，闭经5个月，曾服中药半年无效。既往患风湿性关节炎7~8年。

检查：面色黄，舌体大、色淡，苔白，脉沉细。

辨证：风寒痹阻，脾肾两虚。

治法：温散风寒，补益脾胃。

治疗：①大椎、阳陵泉、肾俞、胃俞、太溪穴。②中脘、气海、足三里、三阴交、外关穴。两组穴交替取用，均用热补手法，1周3次。

经过4次治疗后，怕冷明显减轻，已脱去毛裤。治疗8次后下肢怕冷基本消失，仅足怕冷。治疗23次后，仅足内、外侧怕冷。治疗34次后，下肢怕冷完全消失。停针观察至今未见复发。

【按语】大椎穴为督脉与手足三阳经之会，热补大椎穴以助阳。经云"诸寒收引，皆属于肾"，故热补肾俞、太溪穴以助肾阳。胃脘怕冷，故热补胃俞穴以温中。中脘穴为胃之募穴，气海穴为生气之海，足三里为胃之合土穴，三阴交为脾、肝、肾之会穴，四穴合用以补益正气，正气复则邪气自除。外关为祛除风寒湿邪的要穴，故取之以祛风寒。

病例 2：侯某，女，40 岁。

病史：右肩臂酸痛四五年。患者四五年前右肩臂酸痛、怕风，遇冷加重，酸麻感自肩部沿小肠经放射至手小指，活动自如。平素腹部怕冷，大便溏泄，纳佳，寐可。经所在单位医务室针刺治疗，未见明显效果。

检查：舌质淡，苔薄白，舌边有齿痕，脉沉细而缓。

辨证：风寒侵袭，痹阻经络。

治法：温散风寒，补益正气。

治疗：①大椎、云门穴，温灸；肩髃、曲池穴，温灸；后溪、飞扬穴，温灸。②中脘、天枢、气海、足三里、养老穴，温灸。两组交替取用，1 周 3 次。

治疗 6 次后，肩痛基本消失，7 次后肩部怕冷明显减轻。共治疗 21 次，停针观察至今未见复发。在治疗过程中，火针点刺云门、肩髃、曲池穴 1 次。患者自述认为热手法效果好。还取用过外关穴等，使用微波治疗 3 次。

【按语】风寒痹阻经脉，气血运行不畅，故肩臂酸痛；风寒之邪侵袭手太阳之经，故酸麻感自肩部沿小肠经放射至手小指。脾气虚故平素腹部怕冷，大便溏泄。舌有齿痕、脉沉细而缓，皆气虚之征。取穴一以祛邪为主，二以扶正为主。两组穴交替使用，共奏扶正祛邪之效，故治疗 21 次而愈。

病例 3：刘某，男，51 岁。

病史：左腿痛 3 天。患者十余年前带学生下乡劳动时遇阴雨连绵，因住宿地潮湿而发病，经治疗月余而愈。近日因天气炎热，每日用冷水洗澡而发病。痛自臀部沿下肢外侧直至足外侧，呈持续性剧烈抽痛，活动严重受限，卧床不起，动则引起剧烈疼痛，脸色苍白，出冷汗，甚则呼叫；痛时喜按，按揉则痛减，但此处痛减，彼处又痛，自觉疼痛沿左腿外侧、后侧和内侧下窜至足。

检查：患者侧卧屈腿，实难仰卧检查。环跳、光明、绝骨、承扶、大肠俞（左）穴压痛。环跳穴压痛点反复移动，一在大转子后上寸余，一在大转子与骶管裂孔连线的内 1/3 处。光明、阳辅穴压痛点亦反复移动。舌苔薄白，脉沉紧。

辨证：风寒之邪痹阻少阳、太阳经脉。

治法：散风祛寒，通经止痛。

治疗：环跳、阳陵泉、委中、外关、后溪、光明、绝骨穴，均取左侧。后期改用中脘、气海、列缺、足三里穴，均取双侧。

初期每日 1 次，12 次后剧痛消失，改为隔日 1 次，15 次后可以下床行走，痛点消失。17 次后仅左腿阵发性麻木，19 次后痊愈。停针观察至今已 2 年，未见复发。

【按语】初起寒邪偏盛，寒性凝滞，寒则收引，气血运行不畅，故抽搐剧烈。风性游走，风盛故压痛点移动。经过针刺治疗，风寒之邪得除，故剧痛消失。由于寒性凝滞，气血运行不畅，筋脉失养，故剧痛消失后又呈现阵发性麻木，改用补气养血之法而收效。

（三）升清降浊，宜治脾胃

升降出入，是机体气化功能的基本形式，是脏腑经络、阴阳气血运动的基本过程。如肺的宣发与肃降，脾主升清与胃主降浊，心肾的阴阳相交、水火既济，都是气升降出入运动的具体表现。由于气的升降出入关系着脏腑经络、气血阴阳等各个方面的功能活动，所以升降失常即可波及五脏六腑、表里内外而发生多种病理变化。如肺失肃降，则病胸闷喘咳；胃失和降，则病嗳哕呕恶；脾不升清，运化失职，则病便溏腹泻；清浊相干，乱于肠胃，则病呕吐泄泻；清阳不升，浊阴不降，则病眩晕；清阳不升，中气下陷，则病脱肛；阴阳气血逆乱，则病昏仆不省；肾不纳气，孤阳上越，则病气脱汗淋；心阳不足，则病水气凌心等，都是指升降功能失常的病变而言。

气的升降出入，是机体各脏腑的综合作用，但脾胃气的升降，对整体气机的升降出入至关重要。因为脾胃居于中焦，通连上下，是升降运动的枢纽。脾胃的升降正常，出入有序，可以维持"清阳出上窍，浊阴出下窍，清阳发腠理，浊阴走五脏，清阳实四肢，浊阴归六腑"的各种正常生理功能。而肝之条达、肺之肃降、心火之下降、肾水之上升、肺之呼气、肾之纳气等，也无不以中焦脾胃之气为基础，来完成各自的生理功能。若脾胃之气升降出入失常，则清阳之气不能敷布，后天之精不能归藏，饮食精微无从摄取，废浊之物不能排出，继而可发生多种病证。由此可知，脾胃升降失常对于整体机能活动的影响很大。因此，治疗肺失宣降、肝失条达、心肾不交等，必须抓住调理太阴、阳明的升降功能这一环节。

病例1： 高某，女，11岁。

病史：喘息3天。患者1周前咳嗽，不发烧，不流涕，曾服咳嗽合剂、非那根、甘草合剂，症状不减。近3天出现喘息，胸闷气短，痰多不易咳出，喉痒，纳呆，寐可，大便干、溲黄。

检查：面色黄，舌尖红，苔薄白，脉弦滑数。双肺偶尔闻干鸣音，肺肋下及边，无结核接触史。

辨证：痰热壅肺，肺失肃降。

治法：化痰清热，降逆平喘。

治疗：取中脘、足三里、膻中、天突、定喘穴。患者经针刺

1 次而愈。

半年后因外感风寒，始则咳嗽喉痒，咳痰黄绿色，接着喘息发作，伴有鼻塞流涕，纳呆。继而来门诊治疗，并告知上次的喘息经 1 次治疗而愈。

检查：舌苔薄白，脉浮滑。

辨证：外感风寒，肺失肃降。

治疗：取中脘、足三里、膻中、天突、定喘穴。

针后喘息减轻过半，夜间已能入睡。次日复诊前穴加列缺穴，针刺用行气法，针感到肺，自觉肺内温热，间日复诊喘息已愈。

【按语】本患者两次病喘，为何均用中脘、足三里穴进行治疗呢？因为中脘穴为胃之募穴，足三里穴为足阳明胃经之合穴。脾胃为人体升降功能的枢纽，欲降肺气，宜先降胃气；同时，两穴还有化痰的作用。这就是取用中脘、足三里穴之意。

病例 2：田某，男，50 岁。

病史：患者两年前由于劳累，突然眩晕，恶心呕吐，经治疗后缓解。以后每 10 天左右发作 1 次，每次持续 10 天左右。平素头有沉重感，阴雨天明显，耳如蝉鸣、重听，纳可，二便正常。既往患高血压病 7 年余。

检查：血压 130/80mmHg。舌苔薄白，脉沉滑有力。

辨证：肝阳夹痰，上扰清窍。

治法：平肝和胃，化痰降逆。

治疗：取百会、中脘、气海、足三里、内关、听会穴。

治疗 4 次后，头沉头晕明显减轻，左耳能听到手表声。共治疗 10 次，停针观察至今未再发作。

【按语】痰浊蒙蔽清阳，故头沉。阴雨天湿邪更甚，故头沉加重。肝阳夹痰上扰清窍，故眩晕。肝阳上扰听窍，故耳鸣、耳聋。舌苔薄白、脉沉滑有力，均为痰浊内蕴之象。取足三里、中脘穴，用以化痰降逆；百会穴用以息风；久病多虚，取气海穴以补气；内关穴用以和胃降逆。

病例3：杜某，男，51岁。

病史：患者8年前开始头顶发木，继而两颞发木拘紧。近3年两太阳穴部拘紧，两眼发困，持续性头重如裹，阴雨天加重。发病原因不清。曾去几家医院治疗，服中药30~40剂，针刺头部穴位，均无明显效果。纳可，夜寐不宁，二便调，性情急躁。

检查：舌体胖大，苔白厚，脉右濡、左弦滑。

经络检查：公孙酸痛（＋）、太溪酸痛（＋）、阴陵泉酸痛（＋）。

辨证：寒湿之邪，稽留阳明。

治法：健脾化湿。

治疗：取公孙、阴陵泉、丰隆穴针刺。

治疗1次后两颞拘紧消失，睡眠好。治疗2次后太阳部拘紧开始减轻。治疗5次后两太阳部拘紧消失，仅颞部、顶部仍拘紧，上穴加丘墟穴。治疗9次后，左颞部拘紧、沉重感消失，右颞部仍有拘紧感，共治疗10次痊愈。

【按语】寒湿滞留经络，由于寒性收引，故拘紧；湿性重浊，故头重如裹；阴雨天寒湿较甚，故头重、拘紧感加重。纳可，二便调，说明中焦无病。舌体胖大为气虚之征，舌苔白厚为湿浊之象。

于书庄教授在脾胃学说理论的指导下，从脾胃着手，治疗崩漏、月经过时不止、阴挺、膝痛、漏肩风、腿股风、喘息、眩晕、头重等疾患取得满意效果，从而印证了脾胃学说的正确性，说明它在临床上确有很好的指导作用。同时，脾与胃在生理上有着"运与化"、"升与降"、"燥与湿"三种重要功能，具有维持人体正常生理机能的关键作用。假若任何一种功能发生异常，都会导致其他机制发生病理变化，由此而产生疾病。所以，脾胃学说在临床上的应用是很广泛的，同时脾胃学说在针灸临床的应用也是非常值得深入探讨的。

五、论十二经脉的共性特点

于书庄教授不仅将人体各部位的经脉循行进行了归纳和总结，同时，还将十二经脉的共同特点进行了深入的研究。

《灵枢·经脉》有关十二经脉的记载，对每一条经脉皆列有三部分内容。例如对肺经的记载，第一部分为："起于中焦，下络大肠，还循胃口，上膈属肺，从肺系横出腋下，下循臑内，行少阴心主之前，下肘中，循臂内上骨下廉，入寸口，上鱼，循鱼际，出大指之端；其支者，从腕后直出次指内廉，出其端。"记载了肺经在体表和体内的循行路径及其与内脏的联属关系。第二部分为："是动则病肺胀满，膨膨而喘咳，缺盆中痛，甚则交两手而瞀，此为臂厥。是主肺所生病者，咳，上气喘渴，烦心胸满，臑臂内前廉痛厥，掌中热。气盛有余则肩背痛，风寒，汗出中风，小便数而欠。气虚则肩背痛寒，少气不足以息，溺色变。"记载了肺经发生异常所反映的病候以及肺经所属穴位的主治病候。第三部分为："为此诸病，盛则泻之，虚则补之，热则疾之，寒则留之，陷下则灸之，不盛不虚，以经取之，盛者寸口大，三倍于人迎，虚者则寸口反小于人迎也。"记载了肺经病变的针灸治疗原则和治疗方法。

（一）经脉循行的共性特点

1. 经脉循行的交叉与交会

交叉、交会的名称出于《内经》，如《灵枢·经脉》记载的"大肠手阳明之脉……交人中"，"肝足厥阴之脉……与督脉会于巅"等。《内经》中论述的经脉循行的交叉与交会，特别是交点所在的穴位，后世不断有所发现，如晋朝《针灸甲乙经》上记载有90个会穴，到明朝《针灸大成》则记载有一百多个会穴。现将交会与交叉的定义以及形成的原因和临床意义阐述如下：

（1）交叉与交会的定义

所谓交叉，是指经脉在人体循行时，一经始于人体左侧，终于人体右侧；一经始于人体右侧，终于人体左侧，两经循行到某一部位时形成"×"字形的交叉。如"大肠手阳明之脉……入下齿中，还出挟口，交人中，左之右，右之左，上挟鼻孔"。所谓交会，是指某经与另外一经或多经循行到人体一定部位时互相会合而形成"K"字形的。如任脉的中极、关元就是任脉、足三阴之会。

（2）交叉与交会的区别

① 循行路径不同：相交之后走向对侧的叫"交叉"；相交之后走向同侧的叫"交会"。

② 所涉及的经脉不同：形成交叉的经脉是本经左右相交或某经与他经相交；而交会只限于某经与他经交会，没有本经与本经交会的。

③ 是否是穴位不同：形成交叉的部位，不一定是腧穴部位；而形成交会的部位，则皆有腧穴相应，这也是两者的区别。

（3）交叉、交会的形成及其实质

十二经脉在人体内的循行并不是平行一致的，而是相互交叉或交会的。这种现象的实质表明各经主治功能的范围不同。例如："胃足阳明之脉……入上齿中，还出挟口，环唇，下交承浆，却循颐后下廉，出大迎，循颊车……"这就表明阳明经肘膝以下的腧穴具有治疗牙痛的作用；但手阳明以治下齿为主，上齿为次；足阳明以治上齿为主，下齿为次；相交之后，手阳明经转移到对侧，故在临床治疗牙痛时，以左病治右、右病取左为宜；而足阳明经交叉后仍行于同侧，故临床仍以选同侧穴治疗牙痛为好。

（4）交叉、交会的临床意义

十二经脉循行交叉的客观事实，为针灸临床"以右治左，以左治右"奠定了理论依据。如《素问·阴阳应象大论》记载"故善用针者……以右治左，以左治右"；《灵枢·官针》记载的"巨刺"、《素问·缪刺论》记载的"缪刺"，都是根据这一理论制订的。十二经脉循行交会的客观事实，为临床配穴指出了一条捷径。如偏头痛属少阳经病，治疗偏头痛应以取少阳经穴为主，但足阳明与少阳会于颔厌、悬厘、悬颅，足太阳与少阳会于天冲、浮白、角孙、窍阴，所以，在临证时对偏于颞部痛者可以配阳明经穴，对偏于耳后痛者则可以配太阳经穴位进行治疗。

2. 经脉循行与脏腑器官的关系

人体的每一个脏腑器官，均非一经所及，而是多经所及。例如胃，不只是胃经循行到胃，脾、肝、肺、心、小肠经也都循行到胃。又如舌，也不单独由心经所主，脾、肾、三焦、膀胱的经脉或经筋也均循行至此。其他脏腑器官亦如此。为什么经脉循行会出现这种现象？其答案只有从生理病理以及经络穴位的治疗作用上来寻找，因为事实就是如此。如胃脘痛，虽然病位在胃，但既有本腑自病，也有肝气犯胃而病或因冠心病而引起的胃心痛，临证选穴治疗时就完全不同了。所以，针灸辨证之外还须辨经。

通过事实证明，一经的循行路线，是经脉循行的纵的关系，但经脉循行还有横的关系。所谓横的关系，是指同名经之间或经与经之间的交叉、交会以及每一脏腑器官均有多数经脉所及。

（二）经络病候的共性特点

经络病候是针灸理论的重要内容，与经络循行共同组成经络学说的理论核心。

1. 对"是动"、"所生"两组病候的认识

对"是动"、"所生"两组病候的理解，历代注释家有不同的看法。例如《难经·二十二难》曰："经言脉有是动，有所生病，一脉辄变为二病者，何也？然经言是动者气也，所生病者血也。邪在气，气为是动；邪在血，血为所生病。"又如张志聪在《黄帝内经灵枢集注》中说："病因于外为是动，病因于内为所生病。"总之，自《难经》至近代陈壁琉、郑卓人注解的《灵枢经白话解》，无一家能够准确地概括十二经脉病候的理论含义和临床作用。所以，历代讲授经络病候者，只能人云亦云，莫衷一是。

于书庄教授指出：是主所生病者所论述的病候，应该用"是主"二字来概括。

（1）对"是动"病候的认识

"是"为指示代词，指某一经脉系统，如"肺手太阴之脉"，"动"为变动、异常之意。经文在"是动则病"之后，列举了一些疾病和证候，表明经脉的异常与病候在临床上是相互联系、同时存在的。但是，经脉异常与临床病候的联系并不是简单的、固定不变的，而是复杂的、不断变化的。如脾足太阴之脉出现异常，既可能出现"舌本强"，也可能出现"胃脘痛"，或出现"身体皆重"等病候。这是讲，任何一经的"是动"病，并不是在同一体同时出现的。

临床上如何发现和确定经脉异常呢？这就要运用"经络诊察法"详细推敲了。

（2）"所生"与"是主"辨析

《灵枢·经脉》在"是动"病候这段话之后有"是主所生病者……"一段。历代注家用"所生"二字来概括本段病候的意义，即这些病候的发生原因。细考十二经脉的"所生"病候，主要有三类：一是经脉所联属的本脏腑疾病，如五条阴经分别主治五脏所生的病候；六条阳经及心包经分别主治气、血、津、液、筋、骨、脉七个方面的病候。二是本经经脉循行部位的病候。三是本经经脉可以调治的其他经或其他脏腑的病候。这些病候用"所生"二字是解释不通的。例如足阳明胃经的"所生"病候，经文为"是主血所生病者，狂，疟，温淫，汗出，鼽衄，口㖞，唇胗，颈肿，喉痹，大腹水肿，膝髌肿痛……"从经文中可以看出，"血所生病者"只是足阳明胃经主治的一类病候，疟、温淫、汗出、口㖞等显然不属于"血所生病"的范围，而是邪热入里、温热风寒客于阳明等引起的病候。但这些病候都与足阳明胃经的功能有关，都是足阳明胃经的主治范围。

通过上述分析，"是主所生病"这段经文所描述的病候，应该用"是主"二字来概括，其含义是：本经脉（包括腧穴）主治的病候为……在文字上与"是动"病候的经文构成排比写法，更符合古代文章的体例；在理论上明确提出了本经脉的主治功能及范围。

在经络病候的内容区分为"是动"和"是主"两部分，较好地揭示了经络反映疾病和治疗疾病的两种作用。对多年来有关"是动"与"所生"之争提出了统一认识的途径，对正确运用病候理论指导临床治疗也有一定意义。

2. 六阳经及心包经"是主"辨析

《灵枢·经脉》在经络病候的论述中，对六阴经（除手厥阴外）皆言是主脏所生病，而对六阳经和手厥阴经则不言是主腑所生病，却言是主气、血、津、液、脉、筋、骨，其故何也？这是因为：中医脏腑学说主要包括两部分内容，一是脏腑器官的生理、病理及其相互关系；二是精、气、血、津、液的生理、病理及其与脏腑的关系。所以古人在论述五阴经时，重点突出是主五脏所生病，在论述六阳经及手厥阴经时就不讲是主腑所生病，而重点突出是主气、血、津、液以及五脏所属的脉、筋、骨。

（1）气血

三焦具有主持诸气、总司人体气化的作用，为通行元气的通路，所以三焦"是主气所生病"。胃为水谷之海，脾胃为气血生化之源，所以足阳明经"是主血所生病"。

（2）津液

津液是人体各种正常水液的总称，包括唾液、胃液、肠液、关节腔内的液体以及泪、涕、汗、尿等。津液来源于饮食水谷，但饮食入胃，需要小肠和大肠的吸收，水分才能输布全身，起着滋润、濡养的作用。所以，大肠"是主津所生病"，小肠"是主液所生病"。

（3）脉

"心主血脉"，心包是心脏的外围，有保护心脏之作用。所以，手厥阴经"是主脉所生病"，这与"是主心所生病"是一致的。

（4）"胆主骨所生病"和"膀胱主筋所生病"

这是最难理解的。因为藏象学说中讲"肾主骨"、"肝主筋"，为何在病候中讲"胆主骨所生病"和"膀胱主筋所生病"？通过反复思考以及结合临床实践，于教授认为：藏象学说中讲的"肾主骨"、"肝主筋"，是从生理方面讲的；经络病候讲的"胆主骨所生病"、"膀胱主筋所生病"，是从治疗方面讲的。前者的"主"是主管的意思，后者的"主"是主治的意思。临床实践亦表明，胆和膀胱所属的穴位，用于治疗筋骨不用之病最多，如半身不遂、小儿麻痹后遗症、腰腿痛等，就是如此。

3. 经脉循行与病候及腧穴主治的关系

诸经各有不同的循行通路（包括体内循行和体表循行），各经又有"是动"、"是主"两组若干不同的病候（包括经病和脏腑病），人体的腧穴又各自联属在不同的经脉循行通路上。至于三者之间的关系，确是需要讨论加以明确的，并且通过分析可以分清：一是经脉循行部位与病候的发病部位及本经所属腧穴的主治作用，呈现着三位一体的关系；二是经脉所属病候，包括本经所属的脏腑病和经络病，其病候分类是根据经络学说分类的，其基础是建立在本经腧穴主治作用上的，与西医学的疾病分类法截然不同。

（三）治疗法则和治疗方法的共性特点

《灵枢·经脉》在这部分经文中有如下记载："盛则泻之，虚则补之。"这两句是讲针灸治病的基本大法，即泻实、补虚。"热则疾之，寒则留之，陷下则灸之"，这三句是讲针灸治疗热证和寒证的治疗方法。热则气血运行通畅，针刺得气快，所以治疗热证时留针时间可以短些；因为"寒性凝滞"，气血运行不畅，针刺得气慢，所以治疗寒证应该采用久留针的方法以候气。"陷下则灸之"，在《灵枢·禁服》讲"陷下则徒灸之，陷下者，脉血络于中，中有着血，血寒，故宜灸之"。因此，在这里不能理解为气陷证用灸法，而应理解为血寒证用灸法以温通。

最难理解的是"不盛不虚，以经取之"。因为"邪之所凑，其气必虚"，是中医病理学的著名论断。一般地讲，盛，是指邪气盛；虚，是指正气虚。既然邪气不盛、正气不虚，为何还需要治疗呢？这就要对"不盛不虚"的概念重新理解。在此所讲的盛、虚不是指"邪正"的关系，而是指诸经所反映的病候；所谓"不盛不虚"不是"相乘"、"相侮"以及母病及子所致，而是本经自病，所以应"以经取之"，即取本经穴位治疗。而经文的最后两句，指明是以人迎和寸口脉的盛衰来辨别病的虚实。

六、经络诊察法的研究

"经络学说"在针灸学中，不仅可作为生理、病理方面的指导性理论，同时也是临床辨证、辨经、取穴、施术的准绳，所以经络学说是针灸学的理论核心，是针灸学的精髓，也是其最主要的特点。据此于教授对经络诊察进行了大量的研究。

（一）经络诊察的实践根据和理论根据

《针灸甲乙经》讲："禁服之言，凡刺之理，经脉为始，愿闻其道。黄帝答曰：经脉者，所以决生死，处百病，调虚实，不可不通。"这就是说经脉是针灸学的理论核心，是针灸学的精髓。其所以成为核心或精髓，是由于它"内属于腑脏，外络于肢节"的属性。临床实践也证明经络具有这种内脏与体表相关的关系。如人体内脏有病时，在其所属的经脉循行通路上会出现异常反应，人们通过诊察，判断其证属何经，然后根据中医理论选经取穴，选择适宜的针刺或艾灸方法，激发经气，调动机体内在的调整功能，使失衡的气血恢复平衡，达到治病的目的。

（二）经络诊察的方法和内容

1. 审视

（1）视络脉

《素问·缪刺论》讲："因视其皮部有血络者尽取之。"《灵枢·寿夭刚柔》讲："久痹不去身者，视其血络尽出其血。"这是讲，临床治疗痹证时，尤其是久痹，应该审视皮部是否出现血络，对出现血络者，应该采用刺络出血的方法治疗。

《灵枢·经脉》说："凡诊络脉，脉色青则寒且痛；赤则有热……其暴黑者，留久痹也；其有赤、有黑、有青者，寒热气也；其青短者，少气也。"这是说对于出现的血络，还应识别其颜色，以辨病之寒热虚实。

《灵枢·血络论》记载血络的形状"小者如针，大者如筋"。

《灵枢·经脉》说："凡此十五络者，实则必见，虚则必下，视之不见，求之上下。"

对寒湿腰痛，必察委中穴；牛皮癣、中暑、吐泻的湿热证，必察尺泽、委中穴；口疮、心火暴盛、肝阳暴涨的头痛、舌强、呕吐，必察金津、玉液穴；若见其怒张则采用刺络出血法治疗，这就是审视络脉的范畴。

（2）视穴位

《素问·骨空论》说："视背俞陷者灸之，举臂肩上陷者灸之……"意指背部出现凹陷处的腧穴，上举手臂在肩上出现凹陷处的部位。对寒、热痹证，可通过检查腧穴的形态有无变化，以确定灸治的穴位。

（3）视肿胀

上齿龈肿属足阳明，下齿龈肿属手阳明；瘰疬生于项前属阳明，生于颈项两侧属少阳。对于腕、肩、膝、踝肿胀者，应根据其部位分经辨证。

2. 切动脉

《灵枢·经脉》说："脉之卒然盛者，皆邪气居之。"这就是说凡脉卒然搏动超过平常动数，都是邪气（火）之故。根据这一观点，结合《素问·三部九候论》记载的诊脉部位，在临床上常用于诊断以下几种病症：如牙痛切其阳溪脉盛，则可判断为手阳明大肠之火；如牙痛切其大迎脉盛，则可判断为足阳明胃火；头痛、眩晕、中风（中经、中脏腑），若切其耳门或颔厌动脉盛者，则可判断为少阳之火；甲状腺功能亢进，切其人迎脉盛，则可判断为足阳明胃火，必见消谷善饥。

3. 循按、按压穴位

循按，是在辨证的基础上有目的地对肘膝以下的有关经脉进行循经按压，以寻找阳性反应点。循按的指力要均匀。

按压，是在发现阳性反应点后进行的，以确定出现反应的部位属为何穴。阳性反应，包括酸、痛、麻、木、舒适以及卵圆形、条索状异物等。按压的穴位，包括背俞、募、原、络、五输、郄、下合、会（八脉、八脉八会）以及与本病有关的穴位。按压后患者有舒适感，属喜按范畴，表明为虚证；拒按者一则表明病情较重，二则表明为实证。

4. 扪

扪其患处皮肤的温度变化，以别寒热。如对膝、肩等部位肿胀，扪之热则为热证，扪之不热则为寒证；少腹冷则可判断为胞宫寒冷等。

5. 审察

审察即是对诊察所见进行分析判断，辨清病属何经。

审察是依据经络的循行部位，观察病人的临床表现，进而判断病属何经。如《灵枢·邪气脏腑病形》说："面热者，足阳明病，鱼络血者，手阳明病，两跗之上脉竖陷者，足阳明病，此胃脉也。"此即根据不同部位出现的异常表现判断病属何经。这种方法在临床上应用很广，如判断头痛、胁痛、少腹痛、腰痛、腿痛等，都是遵循此法。

而对不同穴位出现阳性反应的审察，实际上也是根据这一原则。如《灵枢·九针十二原》中"五脏之有疾，应出于十二原，十二原各有所出，明知其原，睹其应，而知五脏之害也"，就是根据这一原则审察病属何经的典例。

（三）经络诊察的三个关键

1. "先察后取"必须遵循的原则

《灵枢·刺节真邪》说："用针者，必先察其经络之实虚，切而循之，按而弹之，视其应动者，及后取之而下之。"就是说用针灸治病，必须首先认真、系统地对经络进行检查，视其反应出现于何经，然后才能确定病经，选用某经经穴进行治疗，这才是真正的"循经取穴"。于教授强调，医者在临证时应以临床病候为线索，以经脉异常为依据，才能比较准确地分析、判断该病属于何经，使选经取穴具有客观根据。如此，方能理解喻嘉言所说的"不明脏腑经络，开口动手便错"的真正意义。

2. 反应点与治疗点的关系

国内有些学者认为，疾病的反应点即是疾病的治疗点。这两者其实并不完全一致，大量的临床实践可以证明这一观点。如治疗风寒湿邪痹阻经脉的痹证，似乎反应点与治疗点是一致的（以痛为输），但也不完全一致，如腿股风，查其足太阳、少阳经出现压痛反应，若病候出现憋胀疼、皮部络脉充盈，这是寒凝血瘀证，应予足太阳、少阳井穴刺血，疗效甚佳。这样治疗，反应点和治疗点两者就不完全一致了。又如治疗脏腑病，查其太渊出现反应，若是虚证补太渊，两者就是一致的；若是实证泻尺泽，两者就不一致了。因此说，经络诊察所出现的阳性反应，只能证明哪些经脉发生病变、病候属于何经，治疗还要根据中医理论选经配穴，否则，母子穴补泻、阴病治阳、阳病治阴、脏（阴）实泻腑（阳）、腑虚补脏等行之有效的法则就无法使用了。

3. 辨真伪

这是指对经络诊察出现的阳性结果"去伪存真"。经络诊察中所见的络脉变化、动脉的盛衰，虽无客观指标，但通过比较而得出的结果较真实，以假乱真的程度较小。而对循按、按压所得出的结果，确有辨真伪的必要。目前国内循按、按压检查法，分为四级，即一般压痛（+）、明显压痛（++）、病人皱眉呼痛（+++）、病人疼痛拒按（++++）。但这四种阳性结果全凭病人的主观感觉而定，尤其是一般压痛（+）者，没有临床意义。因为穴位是神气出入游行之所，与一般部位不同，尤其是合谷、手三里、太冲等穴，可以说按之人人都可以出现压痛。故诊察是除要求指力均匀外，还应在健侧做对照检查，避免以假乱真。

七、辨经须知

辨经的重要性要反复强调，须知辨证不离经，辨经需循经。

辨经，是指辨别病属何经。辨经是"循经取穴"的基础。如果只知"肚腹三里留，腰背委中求，头项寻列缺，面口合谷收"，虽似"循经取穴"，实际上肚腹病不见得都属胃经，非取足三里就成了对症取穴，使循经取穴流于形式。因此，欲做到真正的循经取穴，就必须掌握诸经循行部位、诸经病候、经络诊察法以及中医基本理论，才能通过症状检查和经络诊察，依据中医理论，辨清病经，取穴施治。

（一）诸经循行部位

经络循行部位是辨经的依据，而人体五脏、六腑、五官七窍等的经络循行，虽有主次之分，但一般是多经共同循行的关系。为了便于教学和临床应用，于书庄教授将《灵枢》、《难经》、《奇经八脉考》等书对各个脏腑器官经络循行的记载做了详细考证，并按脏腑器官分别归类并加以论述。

1. 肺经

手太阴"属肺"；手阳明"络肺"；手少阴"却上肺"；足少阴"入肺中"；足厥阴"上注肺"。

手阳明之正（即经别）"属肺"。

肺的主要功能：肺主气，司呼吸；主宣发，外合皮毛；主肃降，通调水道；开窍于鼻。

手太阴之脉"起于中焦"，中焦即脾胃。因此循行于肺的经脉还应将脾胃两经包括进去。

2. 心经

手少阴"起于心中，出属心系"；手太阳"络心"；足太阴"注心中"；足少阴"从肺出络心"。

足少阳之正"贯心"；足阳明之正"上通于心"；足太阳之正"循膂当心入散"。

手少阴之别（即络脉）"循经入于心中"。

督脉"上贯心"。

心的主要功能：心主血脉，其华在面；主藏神；开窍于舌。

3. 肝经

足厥阴"属肝"；足少阳"络肝"；足少阴"上贯肝膈"。

足少阳之正"上肝"。

肝的主要功能：肝主疏泄（包括情志、消化两方面）；主藏血；主筋，其华在爪；开窍于目。

4. 肾经

足少阴"属肾"；足太阳"络肾"。

足少阴之正"上至肾"；足太阳之正"散之肾"；督脉"络肾"。

肾的主要功能：肾藏精，主生长发育与生殖功能；主水，主纳气；主骨，生髓，其华在发；开窍于耳及二阴。

5. 脾经

足太阴"属脾"；足阳明"络脾"。

足阳明之正"散之脾"。

脾的主要功能：脾主运化、升清；主统血；主肌肉、四肢；开窍于口，其华在唇。

6. 心包经

手厥阴"属心包络"；手少阳"散络心包"。

足少阴之别"上走于心包下"。

心包的主要功能：保护心脏。

7. 大肠经

手阳明"属大肠"；手太阴"下络大肠"。

足太阴之别"入络肠胃"。

大肠的主要功能：上接小肠，下接直肠，为传送糟粕的通道，并吸收食物残渣的水分而将之浓缩成粪块。

8. 胃经

足阳明"属胃"；足太阳"络胃"；手太阳"抵胃"；足厥阴"挟

胃"；手太阳"还循胃口"。

足阳明之正"属胃"。

手太阴之筋"散贯贲"；手厥阴之筋"结于贲"；手少阴之筋"循贲"。

胃的主要功能：上接食道，下通小肠；胃主受纳，腐熟水谷。

9. 小肠经

手太阳"属小肠"；手少阴"络小肠"。

手太阳之正"系小肠"。

足太阴之别"入络肠胃"。

小肠的主要功能：上接胃，下接大肠。其主要作用是接受胃内容物，化分清浊，水归膀胱，食物糟粕输入大肠。

10. 膀胱经

足太阳"属膀胱"；足少阴"络膀胱"。

足太阳之正"属于膀胱"。

膀胱的主要功能：贮存尿液和排泄小便。

11. 三焦经

手少阳"属三焦"；手厥阴"络三焦"；手太阴"起于中焦"。

三焦的主要功能：主持诸气，总司人体气化，为元气和水谷运行的道路。

12. 胆经

足少阳"属胆"；足厥阴"络胆"。

胆的主要功能：附于肝，内藏胆汁，注入肠中以助消化；胆主决断，人的勇、怯与胆有关。

13. 脑

足太阳"入络脑"；督脉"入于脑"。

脑的主要功能：为奇恒之府，为髓之海。它的主要功能与肢体运动、耳目聪明以及一切精神活动有关。

14. 头

足阳明"循发际，至额颅"；足太阳"上额交巅"；足少阳"上抵头角"；足厥阴"上出额与督脉会于巅"。

手少阳之正"别于巅"。

督脉"上额交巅"。

足阳明之别"上络头项"。督脉之别"散头上"。

足太阳之筋"上头"；足少阳之筋"上额角，交巅上"；手太阳之筋"上额，结于角"；手少阳之筋"上额，结于角"；手阳明之筋"上左角，络头"。

分而言之：

头项（巅）：膀胱经、肝经、督脉、三焦经、胆经。

额角：胃经、胆经、小肠经、三焦经、大肠经、膀胱经、肝经、督脉。

后头：膀胱经、督脉、胃经。

侧头：胆经、三焦经、小肠经。

全头：大肠经、督脉、胃经。

头为诸阳之会，凡五脏精华之血、六腑清阳之气，皆上会于此。行于头顶以肝为主，行于额（前头）以胃为主，行于后头以膀胱为主，行于侧头以胆为主，行于全头以大肠为主。

15. 面（颧、烦、颐、颊、颐）

足阳明"下循鼻外……下交承浆，却循颐后下廉，出大迎，循颊车，上耳前，过客主人"；足少阳"其支者别锐眦，下大迎，合手少阳，抵于烦，下夹颊车"；手少阳"上颊……其支者别颊上烦，抵鼻，至目内眦，斜络于颧"；手少阳"出耳上角，以屈下颊至烦，其支者……过客主人前，交颊"；足厥阴"下颊里"；手阳明"贯颊"；足太阳"起于目内眦，上额"。

足少阳之正"散于面"；手少阳之正"出于面"。

任脉"上颐循面入目"；督脉"上颐"。

足太阳之筋"下结于颃";足少阳之筋"上结于颃";足阳明之筋"合于颃";手阳明之筋"上颊,结于颃";手太阳之筋"下结于颔……上曲牙……上颔";手少阳之筋"上曲牙"。

心主血脉,其华在面。阳明之脉荣于面。经络循行于面部的有手足三阳经和肝经、胆经、心经之络脉及奇经的任脉、手足三阳经之经筋,故有"诸阳之会,皆在于面"的说法。

16. 颈项

足阳明"下人迎,循喉咙";手阳明"上颈";手少阳"上项";足少阳"循颈行手少阳之前……下颈,合缺盆";手太阳"循颈上颊";足太阳"还出别下项"。

督脉"还出别下项"。

颈项的经络:颈前为手足阳明;项部以督脉、足太阳为主;两侧以少阳经为主。

17. 肩

手太阳"上循臑外后廉,出肩解,绕肩胛,交肩上";手阳明"上臑外前廉,上肩,出髃骨之前廉,上出于柱骨之会上";足少阳"从膊内左右,别下贯胛";足少阳"循颈行手少阳之前,至肩上却交出手少阳之后"。

阳跷沿肋后上肩部经手太阳臑俞,手阳明经肩髃、巨骨;阳维"过肩前与手少阳会于臑会、天髎,却会手足少阳、足阳明于肩井,入肩后"。

手太阳之正"别于肩解";手阳明之正"别于肩髃,入柱骨"。

手太阳之别"络肩髃";手阳明之别"乘肩髃"。

手太阳之筋"其支者……上绕肩胛";手少阳之筋"……上肩走颈";手阳明之筋"……绕肩胛";手太阴之筋"结肩前髃";足太阳之筋"……结于肩髃"。

循行于肩胛的经脉有手三阳、足太阳、足少阳;奇经有阳跷、阳维;经别有手太阳、手阳明;络脉有手太阳、手阳明;经筋有手三阳、足太阳、足太阴。其中阳明行于前，太阳行于后，少阳行于中。手太阴之筋，结前肩髃。阳跷会于手太阳、阳明。阳维会于手少阳、阳明、太阳，足少阳。故有"肩为手足三阳经交会之所，亦为肺之分域"的说法。所以《灵枢·周痹》说："故刺痹者，必先切循其下之六经，视其虚实，及大络之血，结而不通，及虚而脉陷空者而调之……"

18. 胸

足少阴"注胸中"；手厥阴"起于胸中"；足少阳"以下胸中"；足阳明"从缺盆下乳内廉"。

冲脉"至胸中而散"；阴跷"上循胸里"；阴维"循胁肋会足厥阴与期门，上胸膈挟咽"。

手厥阴之正"别下渊腋三寸，入胸中"；足少阳之正"循胸里"；手少阳之正"散于胸中"；手阳明之正"循膺胸"。

手少阴之别"注胸中"；足太阴之别"布胸胁"。

足太阴之筋"散于胸中"；手少阳之筋"下结胸中"。

胸乃心肺之境域，与太阴、少阴、厥阴、冲脉有关。

19. 胁肋

足厥阴"布胁肋"；足少阳"循胁里"；手厥阴"循胸出胁"。

带脉"起于季胁"；阳维"循胁肋"。

足少阳之正"入季胁之间"。

足太阴之大络"布胸胁"。

足少阳之筋"上乘䏚，季胁"；足阳明之筋"结于肋"；足太阴之筋"结于肋"；手厥阴之筋"下散前后挟胁"；手太阴之筋"下抵季胁"。

虽然上述诸经均行于胁肋，但主要以肝胆经为主。《灵枢·五邪》说"邪在肝则两胁中痛"。《素问·脏气法时论》说："肝病者，两胁下痛引少腹，令人善怒。"

20. 乳

足阳明"下乳内廉"。

足阳明之正"从手循膺乳"。

足少阳之筋"系于膺乳";手少阴之筋"挟乳里"。

乳房属胃,乳头属肝,因此,乳部疾患多与肝、胃两经有关。

21. 腰

足太阳"抵腰中"。

督脉"挟脊抵腰中";带脉"回身一周"。

足少阴之别"贯腰脊"。

腰为肾之府,与督脉、少阴、太阳有关。

22. 脊背

足太阳"循肩膊内……从膊内左右,别下贯胛";足少阴"贯脊属肾"。

督脉"循肩膊内挟脊","并于脊里,上至风府"。

足阳明之筋"上循胁属脊";足太阴之筋"内者着于脊";足少阴之筋"循脊内";手阳明之筋"支者挟脊"。

23. 腋

手太阳"横出腋下";手少阴"下出腋下";手厥阴"上抵腋下";足少阳"直者,从缺盆下腋"。

手太阳之正"入腋"。

足太阳之筋"从腋后外廉……入腋下";足少阳之筋"其直者……上走腋前廉";手太阳之筋"入结于腋下"。

24. 上肢

试以两臂伸直,贴身下垂,手掌伸直大指居前、小指居后的体位。

前廉属手阳明,后廉属手太阳,中间属手少阳;内前廉属手太阴,内后廉属手少阴,中间属手厥阴。

25. 下肢

足阳明行于下肢前外侧，足太阳行于下肢后侧，足少阳行于下肢外侧。

足太阴"起于大趾之端，循趾内侧白肉际，过核骨后，上内踝前廉……循胫骨后，交出厥阴之前，上膝股内前廉入腹"；足少阴"起于小趾之下，斜走足心，出于然谷之下，循内踝之后，别入跟中，以上腨内，出腘内廉，上股内后廉"；足厥阴"起于大趾丛毛之际，上循足跗上廉，去内踝一寸，上踝八寸，交出太阴之后，上腘内廉，循阴股，入毛中"。

26. 耳

手少阳"……系耳后，直上出耳上角……其支者，从耳后入耳中，出走耳前"。手太阳"却入耳中"；足少阳"……其支者，从耳后入耳中，出走耳前"；足阳明"循颊车，上耳前"；足太阳"其支者，从巅至耳上角"。

手阳明之别"入耳合于宗脉"。

手厥阴之正"出耳后，合少阳完骨之下"。

足少阳之筋"……出太阳之前，循耳后"；足阳明之筋"其支者，从颊结于耳前"；手太阳之筋"结于耳后完骨……其支者，入耳中，直者出耳上"。

其他：十二经脉三百六十五络，其别气走于耳为听；足少阳之标，在窗笼者耳也；耳为宗脉之所聚。

27. 目

足太阳"起于目内眦"；足少阳"起于目锐眦"；"其支者……至目锐眦后"；手太阳"至目锐眦"，其支者，至目内眦；手少阳"交颊至锐眦"；足厥阴"连目系"；手少阴"系目系"。

足少阳之正"系目系"；足阳明之正"还系目系"；手太阳之正"合目内眦"。

手少阴之别"属目系"。

任脉"循面入目";督脉"与太阳起于目内眦……上系两目之下中央";阴跷"属目内眦";阳跷"至目内眦"。

足太阳之筋"其支者,为目上纲";足少阳之筋"支者,结于目眦为外维";足阳明之筋"上合于太阳,太阳为目上纲,阳明为目下纲"。

其他:诸脉者皆属于目;五脏六腑……目为之候;五脏六腑之津液,尽上渗于目;目者,宗脉之所聚也;太阳结于命门,命门者目也;目为五脏六腑之精华所聚。肝开窍于目;神注于目;内眼与心肝肾有关,外眼(眼睑)与太阳、阳明、少阳有关。

28. 鼻

手阳明"上挟鼻孔";足阳明"起于鼻之交频中……下循鼻外";手太阳"抵鼻";足厥阴"上入颃颡"。

督脉"上巅……循额中至鼻柱"。

足阳明之筋"下结于鼻";足太阳之筋"结于鼻"。

鼻为呼吸之门户,肺开窍于鼻,手足阳明交于鼻旁,足厥阴行于后鼻孔。

29. 咽喉

手少阴"上挟咽";手太阳"循咽";足阳明"循喉咙";足少阳"循喉咙";足太阴"挟咽";足厥阴"循喉咙之后";手太阴"从肺系"。

手太阴之正"循喉咙";手少阴之正"上走喉咙";手厥阴之正"出循喉咙";手阳明之正"上循喉咙";足阳明之正"上循咽";足少阳之正"以上挟咽"。

任脉"至咽喉";督脉"入喉";冲脉"会于咽喉"。

咽喉为气体、水谷之门户,以手太阴、足阳明为主,少阴、任脉亦有所联属。

30. 舌

足太阴"连舌本,散舌下";足少阴"挟舌本"。

足少阴之正"系舌本";足太阴之正"贯舌中"。

手少阴之别"系舌本"。

手少阳之筋"入系舌本";足太阳之筋"别入结于舌本"。

舌体属脾胃，舌根属肾，舌两侧属肝胆；心开窍于舌，舌与少阴、太阴、阳明关系密切。

31. 口唇

手阳明"还出挟口"；足阳明"还出挟口，环唇"；足厥阴"环唇内"。

足阳明之正"出于口"。

足阳明之筋"上挟口"。

督脉"上颐环唇"；冲脉"别而络唇口"；

口唇与太阳、阳明有关联。脾开窍于口，其华在唇。口唇又是督脉与任脉相交会处。

32. 牙齿

手阳明"入下齿中"；足阳明"入上齿中"。

手阳明之别"偏齿"。

牙与阳明关系密切，但牙根骨（齿槽）又与肾有关。

33. 前阴（男性阴茎、睾丸，女性阴户）

足厥阴"环阴器"。

督脉"其络循阴器"；冲脉"与阳明合于宗筋"；跷脉（阴）"入阴"。

足厥阴之别"上睾，结于茎"。

足阳明之筋"聚于阴器"；足太阴之筋"聚于阴器"；足少阴之筋"结于阴器"；足厥阴之筋"结于阴器"。

前阴主要以足厥阴与足阳明为主，亦是冲脉、任脉、督脉的起始处。

34. 肛门

足太阳之正"下尻五寸，别入于肛"。

督脉"起于下极之前"。

肛门为督脉之起始、直肠之末端、消化管之出口。

（二）经络病候

经络病候同样是针灸理论的重要内容，在针灸临证中是绝对不容忽视的。它与经络循行共同组成经络学说的理论核心，同时也是"辨经"的基础内容。十二经脉每经所属病候，皆分为两部分。一是"是动则病……"二是"是主所生病……""是动"是言该经若发生异常变动，则可以出现某些病候。"是主"是讲该经所属穴位具有主治某些病候的作用。因此，"是动病"是辨经依据，"是主所生病"是临床治疗应该掌握的重要内容。

1. 肺经

"是动则病：肺胀满，膨膨而喘咳，缺盆中痛，甚则交两手而瞀，此为臂厥。是主肺所生病者：咳，上气，喘渴，烦心，胸满，臑臂内前廉痛厥，掌中热。气盛有余则肩背痛，风寒，汗出中风，小便数而欠。气虚则肩背痛寒，少气不足以息，溺色变"。

咳嗽、喘息是肺的疾病，但有"本经自病"和他经导致肺发生病变的区别。如脾胃虚弱导致肺气虚的称"土不生金"；脾失健运，聚湿成痰，上渍于肺，则可病湿痰咳嗽；肝胆之火上炎而致肺热咳嗽的称为"木火刑金"；肾阴不足，每易使虚火上炎，肺受熏灼，造成"火灼金伤"之虚损。又如肾气不足，影响肺的吸气功能，而病上气（喘）的称为"肾不纳气"；心火熏灼也能导致肺热证。至于肺与大肠相表里，若肺失肃降，则往往导致大便不通，泻大肠则能清肺热等，都是肺受他经影响而发生的病证，临床应结合具体证候、经络诊察等加以辨认。

2. 大肠经

"是动则病：齿痛颈肿。是主津所生病者：目黄，口干，鼻
衄，喉痹，肩前臑痛，大指次指痛不用。气有余，则当脉所过者
热肿，虚则寒栗不复"。

齿痛、颈肿是大肠经病候，同样有"本经自病"和他经导致
的大肠经病变之分。颈肿，如胃内郁热，痰火积聚，必见消谷善
饥，这是足阳明影响手阳明发生的病变。其他颈肿（甲状腺炎、
单纯性甲状腺肿、甲状腺瘤、颈淋巴结核等）多与肝郁气滞、情
志郁结有关。

3. 胃经

"是动则病：洒洒振寒，善呻数欠，颜黑，病至则恶人与火，
闻木声则惕然而惊，心欲动，独闭户塞牖而处，甚则欲上高而
歌，弃衣而走，贲响腹胀，是为骭厥。是主血所生病者：狂、疟、
温淫、汗出、鼽衄、口喎、唇胗、颈肿、喉痹、大腹水肿、膝膑
肿痛、循膺、乳、气街、股、伏兔、骭外廉、足跗上皆痛，中趾
不用。气盛则身以前皆热，其有余于胃，则消谷善饥，溺色黄。
气不足则身以前皆寒栗，胃中寒则胀满"。

洒洒振寒者，高热寒战也。善伸数欠者，阴气郁而欲伸之
也。颜黑，阳明热盛、气血壅滞也。病至则恶人与火，甚则
弃衣而走，狂证也。贲响腹胀，胃肠鸣腹胀也。骭厥，气血阻
滞也。

4. 脾经

"是动则病：舌本强，食则呕，胃脘痛，腹胀善噫，得后与
气则快然如衰，身体皆重。是主脾所生病者：舌本痛，体不能动
摇，食不下，烦心，心下急痛，溏瘕泄，水闭，黄疸，不能卧，
强立，股膝内肿，厥，足大趾不用"。

5. 心经

"是动则病：嗌干，心痛，渴而欲饮，是为臂厥。是主心所

生病者：目黄，胁痛，臑臂内后廉痛，厥，掌中热、痛"。

6. 小肠经

"是动则病：嗌痛，颔肿，不可以顾，肩似拔，臑似折。是主液所生病者：耳聋，目黄，颊肿，颈颔肩臑肘臂外后廉痛"。

7. 膀胱经

"是动则病：冲头痛，目似脱，项似拔，脊痛，腰似折，髀不可以曲，腘如结，踹如裂，是为踝厥。是主筋所生病者：痔，疟，狂，癫疾，头囟项痛，目黄，泪出，衄，项背腰尻腘腨脚皆痛，小趾不用"。

8. 肾经

"是动则病：饥不欲食，面如漆柴，咳唾则有血，喝喝而喘，坐而欲起，目䀮䀮如无所见，心如悬若饥状，气不足则善恐，心惕惕如人将捕之，是为骨厥。是主肾所生病者：口热，舌干，咽肿，上气，嗌干及痛，烦心，心痛，黄疸，肠澼，脊股内后廉痛，痿，厥，嗜卧，足下热而痛"。

9. 心包经

"是动则病：心中热，臂肘挛急，腋肿，甚则胸胁支满，心中憺憺大动，面赤，目黄，喜笑不休。是主脉所生病者：烦心，心痛，掌中热"。

10. 三焦经

"是动则病：耳聋，浑浑焞焞，嗌肿，喉痹。是主气所生病者：汗出，目锐眦痛，颊肿，耳后肩臑肘臂外皆痛，小指次指不用"。

11. 胆经

"是动则病：口苦，善太息，心胁痛，不能转侧，甚则面微有尘，体无膏泽，足外反热，是为阳厥。是主骨所生病者：头痛，颔痛，目锐眦痛，缺盆中肿痛，胁下肿，马刀侠瘿，汗出，振寒，疟，胸胁肋髀膝外，至胫绝骨外踝前及诸节皆痛，小趾次趾不用"。

12. 肝经

"是动则病：腰痛不可以俯仰，丈夫㿉疝，妇人少腹肿，甚则嗌干，面尘脱色。是主肝所生病者：胸满，呕逆，飧泄，狐疝，遗溺，闭癃"。

13. 督脉

"督之为病，脊强而厥"。

14. 任脉

"任之为病，其内若结，男子七疝，女子瘕聚"。

15. 冲脉

"冲之为病，逆气而里急"。

16. 带脉

"带之为病，腹满，腰溶溶如坐水中"。

17. 阴维脉

"阴维为病，苦心痛"。

18. 阳维脉

"阳维为病，苦寒热"。

19. 阴跷脉

"阴跷为病，阳缓而阴急"。

20. 阳跷脉

"阳跷为病，阴缓而阳急"。

上述病候涉及病证甚广。在临证时，大凡经络病，如漏肩风、腰痛、腿痛、头痛、瘰疬等，通过经络诊察，应从经络上辨；对于脏腑病以及脏腑所属五官七窍病，通过经络诊察，应从病上辨，此其要也。如"鼻窒"（慢性鼻炎），肺开窍于鼻；手阳明止于鼻；足阳明起于鼻；督脉上巅循额至鼻柱；足厥阴上入颃颡（后鼻孔）；足太阳起于目内眦，近邻鼻旁。故临证治疗鼻窒虽以肺为主，实则涉及多经。鼻塞是鼻窒的主症，若鼻流清涕或水样涕，遇冷则甚，此系肺寒证，查其肺俞（足太阳）压痛，灸之以温肺；若经常感冒，肺卫之气不固，治宜灸大椎（督脉）以温补卫气；若鼻流黄浊涕，口干，查其合谷（手阳明）、内庭（足阳明）压痛，针之以清肺胃之热；若鼻孔干、干痛，或涕带血丝，或呼吸气热，此系阳明热盛，查其上星、囟会、前顶、百会（督脉）压痛，刺之出血以泄诸阳之热；若涕倒流病及肝胆，查其太冲（足厥阴）、风池（足少阳）压痛，针之以清泄肝胆湿热。

八、经络与神经的区别和联系

《灵枢·经脉》中"手太阳之筋……上循臂内廉，结于肘内锐骨之后，弹之应小指之上"，这是指尺神经。

《难经》中"督脉起于下极之俞，并于脊里，上至风府入于脑"，这是指脊髓神经。

经络是不是就是神经？通过实验观察以及对照古代文献对经络的全部记载，于教授认为经络与神经虽有着密切的关系，但不能说经络就是神经。其主要区别如下：

（一）传导路线与分布不同

经络和神经的传导路线不同，经络在人体的分布与神经的分布也不同。如足阳明胃经起于鼻，经过面、颈、胸、腹、腿，一直到足二趾，这条经脉又从锁骨上窝（缺盆）进入胸腔和腹腔，与脾胃相联系，然后出腹腔与循行体表的经脉结合，当刺激厉兑穴时，循经感传显著者会有一种传导性感觉，从刺激点开始，经过腿、腹、胸、颈到达面部。这种传导路线贯穿着若干神经节段，显然与神经传导路线和分布是不同的。

（二）传导方向不同

经络与神经传导方向不同。神经是单向传导，而经络则呈双向传导。如刺激位于经脉中段的穴位，感传即从被刺激的穴位开始，同时向起始穴和终止穴方向传导。如果刺激经脉的起始穴，则感传即向其终止穴的方向传导，行经该经脉的一部分或通达其全程；反之亦然。

（三）传导速度不同

经络与神经的传导速度不同。神经的传导速度是 100m/s，而经络的传导速度却相当缓慢，一般为 1~10cm/s。

（四）穴位治疗作用与神经分布不同

这主要是指肘膝以下穴位的治疗作用与神经分布不一致。如太渊、列缺、孔最等穴治疗咳喘；内关、通里、郄门治疗心痛、心悸；足三里、内庭治疗消化不良、胃脘痛；阳陵泉治疗胁痛；合谷治疗喉痹、牙痛；外关、支正治疗耳鸣、耳聋；太溪、昆仑治疗腰痛等，均与穴位所在部位的神经分布不同，即不可能通过这些部位的神经节段来治疗上述相应的病症。

实验研究也证明了这一观点。即针刺肘膝以下穴位，待感传循经到达相应的脏腑或五官时，可引起该器官机能活动的显著变化，这些变化可用各项生理生化指标客观描记出来。例如：针刺足三里等穴位，当感传上达腹部时，即出现肠鸣音的显著改变，胃蠕动增强，胃电图的波幅增大。针刺内关、中冲等穴位，当感传上达胸部时，可使心脏收缩力增强，心输出量和心脏指数显著增强，射血前期与左心室射血时间的比值减小，左心功能明显改善。针合谷等穴位，当感传上达胸部时，哮喘患者的哮鸣音随即显著减小甚至消失等。

（五）可阻滞性不同

可阻滞性是指传导性感觉可被某一种因素影响而停止前进。实验证明，如在经脉循行线上加以一定的压力如 300~500g/cm³，循经感传即可停止；而神经的传导却不会停止。又如在身体上敷一个冰袋使经脉局部降温，当冰袋下的组织温度降到 21.16℃ ±0.4℃ 时，循经感传即被阻断；而外周神经传导要在 10℃ 左右才被阻断，两者相差 12℃。

（六）感传阻滞后针灸效应不同

在循经感传被阻滞而神经传导并未阻滞的情况下，针灸效应可有明显的改变，这是经脉的重要特征之一，也说明经络并非就是神经，激发经络经气产生治疗作用并不是通过神经传导实现的。针刺时，如循经感传受阻，针刺的各种作用均显著降低。伴随感传而出现的肌电、局部血管扩张等反应亦随之显著减弱，甚至消失。解除阻滞后，针灸效应又恢复。这些变化都可以客观地记录下来。

上述事实与实验证明，经络确有其与神经不同的特殊性。经络的这些特性，说明在人体内确实存在着经络系统。同时，经络的这些特性并不是说经络与神经没有关系。

（七）经络与神经有密切的联系

根据实验和实践，证明经络与神经有着非常密切的联系。如激发合谷、列缺、外关、养老等穴位治疗口眼㖞斜和面肌痉挛，经气到达面部的（气至病所）1686 人次中，有面热感者 1452 人次，占 86.12%。这种热感经过测量，针刺前与气至病所相比有非常显著性的差异。有凉感者 70 人次，占 4.15%；出汗者 3 人次，占 0.18%；流泪者 21 人次，占 1.25%。这些现象都是经气到达面部引起植物神经功能发生变化的结果。一系列的研究证明了如针刺足三里，肠鸣音增强或减弱；针刺阳陵泉，可促进胆汁分泌增加，胆囊收缩力增强。针刺内关，可使心率减慢或增快等，也都是针刺以后引起内脏神经功能发生改变的结果。因此证明，经络与神经既有区别，但又有密切的关系。西方的海特只认识到人体躯干部体表与内脏的关系，而中医学不仅认识到躯干部体表与内脏的关系，更重要的是认识到了四肢体表与内脏的关系；被海特称为极点的，可以用脊髓神经节段进行解释，可是四肢体表出现的敏感点，不是按照身体分节构造以体节出现的，这个现象直至目前还不能用神经生理学进行解释，只能用经络学说来进行解释。

第三章
腧穴研究

腧穴是脏腑经络之气输注和聚集于体表的部位，同时，它既是疾病的反应点，又是疾病的治疗点。于书庄教授对腧穴进行过深入的研究。

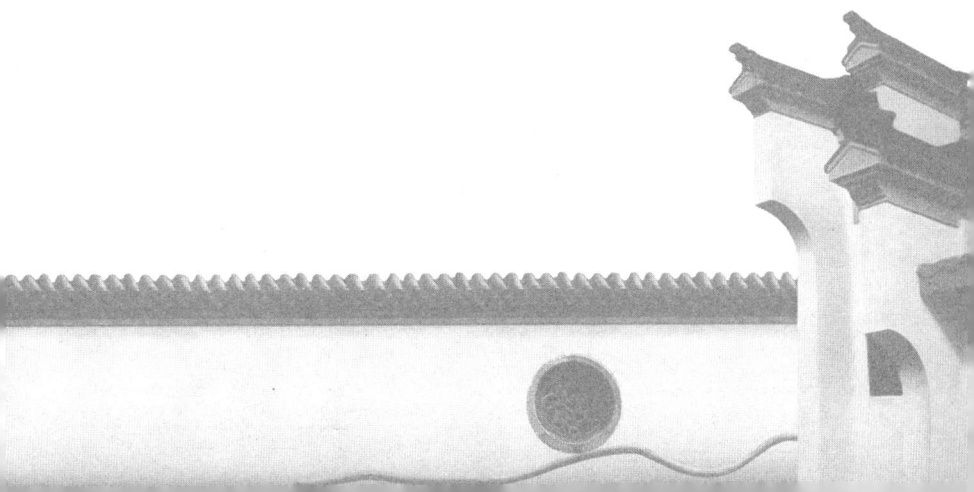

一、论腧穴

腧穴是脏腑经络之气输注和聚集于体表的部位，同时，它既是疾病的反应点，又是疾病的治疗点。穴位，《黄帝内经》中称之为"气穴"、"气府"、"骨空"、"输"、"节"、"会"等。如《素问·气穴论》称穴位为"气穴"，张志聪注曰"穴乃气之所注"。《素问·气府论》称穴位为"气府"，马莳注曰穴位是"脉气交会之府"。《素问·骨空论》称穴位为"骨空"，马莳注曰"骨必有空，空即穴也"。《灵枢·本输》称穴位为"输"，马莳注曰穴位"乃脉气之转输"。

（一）穴位部位的特征

1. 古代文献记载

《灵枢·九针十二原》记载："节之交，三百六十五会，知其要者，一言而终，不知其要，流散无穷。所言节者，神气之所游行出入也，非皮肉筋骨也。"这段经文是讲穴位部位与非穴位部位是不同的。"节"是指穴位。穴位之所以称为节，是古人用以说明穴位是起治疗作用的重要部位。穴位之所以重要，是因为它是"神气之所游行出入"之处，而不是单纯的皮、肉、筋、骨等局部组织。知道这一点，就可以用一句话说清楚什么是穴位，不知道这一点，说一千句也不会明白。

《灵枢·背俞》讲："欲得而验之，按其处，应在中而痛解，乃其俞也。"这段经文是讲验证穴位部位与非穴位部位的方法，即用手指按压。如果按压的部位病人有酸、痛、麻、木、舒适等感觉，同时病人原有的痛苦有所缓解，这个部位就是穴位。

2. 临床观察

（1）肉眼可见

穴位多位于体表凹陷处（包括沟状部位）及静脉侧。

（2）按压触知

穴位多位于体表分肉之间、动脉侧以及骨空部位。按压时还经常出现酸、痛、麻、木、舒适等反应，在背部腧穴还经常出现条索状或卵圆形反应物。

总之，穴位部位有它的特征。这种特征在生理状态下不很明显，只有在病理状态下，在其相关的穴位上，不仅按压出现上述反应，而且其皮温、电阻值均有变化，都与非穴位部位不同。因此，穴位部位与非穴位部位是不同的。

（二）穴位的作用

1. 穴位作用的共性与特性

穴位是疾病的反应点，同时又是疾病的治疗点，这就说明穴位具有反映病痛和防治疾病的作用。但人体穴位甚多，一个穴位又能主治多种疾病和证候，故欲掌握每一穴位的主治作用较难。通过大量临床实践，于书庄教授对穴位的主治作用进行了全面比较并加以总结，发现各个穴位的主治作用有其共性和特性。其共性是：穴位都具有主治局部和邻近部位病变的作用。其特性是：躯干部位不但具有上述作用，又可主治相对应的脏腑器官疾病；位于肘膝以下的腧穴，不仅能主治局部病变，而且可主治本经所属的脏腑器官病变。

2. 穴位的作用与其在体表分布的关系

穴位的主治作用，虽有其共性和特性，但由于人体穴位分布的部位不同，其主治作用又有所侧重。

（1）手三阴与手三阳

手三阴与手三阳的上肢掌侧穴，治疗胸部内脏疾病效果好；其背侧穴，治疗头面五官疾病及上肢病作用强。

（2）足三阴与足三阳

足三阳的下肢穴位分布在下肢的前后外侧，治疗下肢及腰背、腹部疾病疗效好；足三阴的下肢穴位分布在下肢内侧，对治疗盆腔脏器、泌尿生殖系统疾病有效。

（3）下合穴

手三阳经在上肢都有合穴（手阳明之合穴是曲池，手少阳之合穴是天井，手太阳之合穴是小海）。但为何古人在下肢又设三个合穴（手阳明之下合穴是上巨虚，手太阳之下合穴是下巨虚，手少阳之下合穴是委阳）呢？欲明其因，我们先从古代文献谈起。如《灵枢·本输》说："六腑皆出足之三阳，上合于手者也。"又说"下陵膝下三寸，胻骨外三里也为合，复下三寸为巨虚上廉，复下三寸为巨虚下廉也，大肠属上，小肠属下，足阳明胃脉也"，"三焦下俞……出于腘中外廉，名曰委阳，是太阳络也，手少阳经也"。对于合穴的主治作用，《灵枢·邪气脏腑病形》说："合治内府。"《难经·六十八难》说："合主逆气而泻。"说明合穴是治疗脏腑病的要穴。但临床实践证明，上肢穴位的主治作用，主要对横膈以上器官疾病有效，治疗横膈以下腑病的有效穴位在下肢，看来古人对此早有认识，故将循行于上肢的三阳经（脏经）在下肢又设立三个合穴，循行于下肢的三阳经（腑经）则没有另立合穴。

（4）头面、躯干部穴位

头面、躯干部穴位以治疗深部和邻近器官疾病为主，而不以分经为主。如《灵枢·背俞》记载了背部的五脏俞穴，这些穴位是治疗五脏疾病的重要穴位，但未分属各经，而是归属于足太阳经。位于胸腹的募穴，表现得更为突出。募穴也是治疗脏腑病的重要穴位，共有12个。但归属本经的只有肺募中府、肝募期门、胆募日月，其他9个皆归属他经而不在本经。如胃募中脘为任脉穴，虽胃经在腹部有经穴分布，但胃募未定在本经，反而定在任脉。究其因，则是因为中脘治疗胃病比胃经分布在腹部的穴位，其作用要强得多，其他募穴亦是此理。于书庄教授通过分析研究和列举古代文献以及结合大量的临床实践，说明分布在头面、躯干部的穴位，是以治疗深部和邻近器官疾病为主，所以后世又有"四肢以分经为主，躯干、头面以分部为主"的认识。

（5）四肢穴位与头身穴位的关系

《灵枢·根结》记载了"根结"的部位和穴位。《灵枢·卫气》叙述了"标本"的部位和穴位。两篇经文中均以四肢为根、为本，头身为结、为标。根结、标本理论阐述了经气在内脏、头身、四肢之间的关系，指出分布在头身与四肢的穴位在主治作用上有着相互影响和共同作用的内在联系。这对于针灸临床取穴有着重要的指导意义。如《素问·五常政大论》说："气反者，病在上，取之下，病在下，取之上，病在中，傍取之。"《灵枢·终始》云："病在上者下取之，病在下者高取之，病在头者取之足，病在腰者取之腘。"这些取穴方法都是依据这一理论发展而来的。

3. 影响穴位主治作用的因素

腧穴的主治作用，受着患者机体机能状态、不同穴位配伍、不同治法（针刺、放血、艾灸等）、不同手法（不同性质的针感）的影响。因此，于书庄教授认为，穴位的主治作用是综合性的，而不是单一性的。在影响穴位主治作用的诸因素中，机体机能状态是内因，是变化的根据；而不同穴位配伍、不同治法、不同手法是外因，是变化的条件。因此，临床上必须在辨证施治理论的指导下，正确认识病机，并针对病机采用不同穴位配伍、不同治法、不同手法，才能发挥穴位应有的良性双向调整作用。如果单独强调某个穴位或某几个穴位的特定主治作用，那是不够全面的，更是不符合临床实践的。明代汪机在《针灸问对》中说："或曰诸家言某穴治某病，其说亦可从乎？曰：治病无定穴也……故喻用针，正如用兵，彼动则此应，或出以奇，或守以正，无有制定。医者不究病因，不察传变，惟守某穴主某病之说，执中无权，按谱施治，譬之狂澜泛溢，欲塞下流而获安者，亦偶然耳。夫病变无穷，灸刺之法亦无穷，或在上下取之，或在下上取之，或正取之，或直取之，审经与络，分血与气，病随经所在，穴随经而取之，庶得随机应变之理，岂可行以某穴主某病哉。"这段论述正是阐明此理的。

（三）穴位与经络的关系

穴位是经络的反应点，同时又是针灸治病的刺激点。经络是人体内脏与体表互相联系的通路。经穴又都分布在经络循行线上。因此，穴位与经络之间有着不可分割的关系。

1. 穴位是形成经络学的基础

一般认为，腧穴学的形成以晋代皇甫谧《针灸甲乙经》为标志。虽然腧穴学的形成在经络学形成之后，但《黄帝内经》中所阐述的穴位是形成经络学的基础，是人体认识经络的前提。这里所说的穴位，是指四肢肘膝以下的穴位而言。因为肘膝以下的穴位不仅能治局部病，而且还能治疗远隔的脏腑器官疾病。现在可以推测，当人们针刺合谷穴医好牙痛、针刺足三里能医治胃病时，一定会联想到穴位与内脏之间存在着内在联系，否则为何针刺这里能医治那里的疾病呢？通过漫长年代的反复实践与总结，由此逐渐形成了经络学。于书庄教授根据穴位的发展情况，对穴位与经络的关系又做了进一步的探讨。

在我国现存古代医籍中，最早记载穴位的文献是《黄帝内经》。该书记载穴位的篇章是很多的，其中主要论述穴位内容的文章有6篇。

①《灵枢·本输》：专门论述肘膝以下的五脏五输穴和六腑六输穴的穴位部位、名称、归经，并提出井、荥、输、经、合的理论。

②《灵枢·背俞》：记载7对穴位的部位和名称，其中包括五

脏俞。

③《灵枢·动输》：论述了手太阴、足少阴、足阳明位于动脉侧的穴位。

④《素问·骨空论》：论述了位于骨空部位的穴位。

⑤《素问·气穴论》：论述了手三阳经与足三阳经脉气所发的穴位，可谓是穴位归经的滥觞。

⑥《素问·气府论》：论述周身穴位。

从这6篇文章记载的穴位来看，对于头面、躯干部穴位的记载比较简单，有的只记载部位而无穴名，有的有穴名而无部位，如《素问·气穴论》记载"头上五行，行五，五五二十五穴，中膂两旁各五，凡十穴，大椎上两旁各一，凡两穴"等。《灵枢·背俞》记载了五脏俞，而无六腑俞。《素问·奇病论》提到"胆虚，气上溢而口为之苦，治之以胆募俞"，但未指出具体部位。其他募穴在《内经》中没有论及。但《内经》对肘膝以下穴位的记载非常详细，如《灵枢·本输》对"五脏五输，五五二十五输，六腑六输，六六三十六输"，不仅对这些穴位的位置、名称都有详细的记载，而且还将这些穴位归属各经，并提出井、荥、输、原、经、合的理论。从发展的观点来看，发现穴位的最初阶段是"以痛为输"，逐渐才进行定位、命名，最后将穴位归经并加以理论化。这是人们对穴位的认识逐渐深化的结果。根据这一观点，显然肘膝以下的穴位发现在前，头、身部穴位发现在后。《内经》中如此完整地记载肘膝以下的穴位，绝不是偶然的，而是古人认识到肘膝以下穴位可治疗远隔脏腑病的特殊功能，并结合经气传导路径而逐渐形成经络学说的。

2. 经络是指导临床取穴的理论工具

① 腧穴归经：人体所有穴位（除经外奇穴外）皆归属于不同经络，称之为"腧穴归经"。由于具体穴位的主治性能不同、部位各异，因此，有的穴位仅属一经，有的则归属两经、三经或更

多的经脉，这种情况叫做"交会"。如复溜穴仅属足少阴一经；而水沟穴则归属督脉、手阳明两经；三阴交归属脾、肝、肾三经；关元穴归属任、肝、脾、肾四经；大椎穴则归属督、手足三阳七经等。正因为如此，复溜穴在临床上只用于治疗肾经的疾病，而水沟穴除治疗督脉的角弓反张外，还用于治疗阳明经的齿痛等。腧穴归经之后，人们就可依据经络理论掌握穴位的主治作用，在临床进行"循经取穴"。

② 循经取穴：循经取穴是针灸临床的取穴原则，主要是指肘膝以下穴位而言。这种原则的运用不应流于形式，如胸痹取内关、胃脘痛取足三里等，而应该寻求其实质，遵照《灵枢·刺节真邪》所讲的"用针者，必先察其经络之实虚，切而循之，按而弹之，视其应动者，乃后取之而下之"，即先察后取的原则进行。"先察"，是察明病或证属何经；"后取"，是循经取穴。只有先察后取，才是名副其实的循经取穴。

3. 穴位（点）与经络（线）的辩证关系

穴位是脏腑经络之气输出或聚集于体表的部位（点），经络是人体内脏与体表相互联系的通路（线）。因此，当人体内脏有病时，轻症则通过其所属的经脉，在其所属的穴位上出现反应；若病情较重时则沿经脉循行通路出现疼痛或压痛。在治疗时可用针刺、艾灸穴位，激发经气，通过经络的传导来调整内脏的虚实。因此说，从现象上看，穴位与经络之间呈现出点与线的关系，实际上穴位与经络同属经络系统内容，有着不可分割的关系。

（四）对穴位的正确位置要知常达变

穴位部位与非穴位部位是不同的，临证取穴时部位正确与否，关系到治病效果如何，这是众所周知的。因此，历代医家都非常重视穴位的正确位置，古今针灸文献都规定了每个穴位的部位和取法。《标幽赋》讲："取五穴用一穴而必端。"如此是否就能取准穴位呢？这确是一个值得研究的问题。于书庄教授通过多年临床实践认识到，古今文献记载的穴位部位和取法是言其常，不然则无法写书传之后世。实际上，医者还应知其变。如足三里，《针灸甲乙经》记载："在膝下三寸，胻外廉。"《针灸大成》云："针下三寸，胻外廉，大筋内宛宛中，举足取之。"但在临床实践中，以文献记载的部位为依据，在不同的患者身上用指按压，其反应点的出现，有的病人可能偏上些，有的偏下，有的偏内，有的偏外，这种现象可称之为"经穴移动"。作为一名针灸医生，如只知其常而不达其变，在临证取穴时则很难避免投针失位，对此医者不可不明！

二、论古代取穴法的临床应用

（一）以痛为输法

"以痛为输"取穴法，最早见于《灵枢·经脉》。其在每一经筋病候后边，都记载了"治在燔针劫刺，以知为数，以痛为输"。所谓"以痛为输"，即是以疼痛部位为穴。

1. 以痛为输法的适应证

根据《灵枢》的记载，此法主要用于治疗寒邪侵袭机体所引起的转筋、疼痛等病。如"肩不举"（漏肩风），"颈不可左右视"（落枕），"卒口僻，急者目不合，热则筋纵，目不开，颊筋有寒则急，引颊移口，有热则筋弛纵，缓不胜收，故僻"（包括口眼㖞斜及面肌痉挛），"颈筋急"（斜颈），以及诸经所属的肌肉痉挛、疼痛、转筋等病。

2. 以痛为输法的现代发展

目前针灸临床扩大了这种取穴法的应用范围，主要表现在：

第一，从"以痛为输"发展到以经络诊察中所发现的压痛点或阳性反应物为针灸穴位（阿是穴、经穴）。第二，从"以痛为输"发展到以病灶为输。即在痛肿部位进针，以直达病所。

3. 以痛为输法的现代应用举例

病例 1：杨某，女，22 岁。

病史：患者左颈部肿物约 1 年，无明显症状。

检查：查其颈部左侧有一活动肿物，约 2.5cm×2cm×2cm，质中等，无压痛。苔白，脉沉。

诊断：结节性甲状腺肿。

辨证：气郁痰结。

治法：软坚散结。

治疗：结节部刺入 1 针，慢提紧按二十余次。

针后肿物立即消散，次日又复出现，隔日针后亦消，间日又复出现。经过 5 次治疗，肿物一次比一次小，第 6 次针刺时肿物如黄豆大。针后停针观察，1 周后查其肿物消失。观察年余未再复发。

病例 2：张某，男，59 岁。

病史：患者右腰胁疱疹十余天，经抗生素等药物治疗，症状减轻，但仍局部疼痛。

检查：查其皮损区肤色鲜红，部分疱疹已结痂。口干，舌苔黄，脉弦。

诊断：缠腰火丹。

辨证：肝胆热盛，气滞血瘀。

治法：清泄肝胆，理气止痛。

治疗：在皮损区以三棱针点刺出血，针胸椎右 4、5、6 夹脊穴，支沟，丘墟，膻中。

针刺 1 次后痛减，继针前穴加龙眼穴放血，共针 3 次而愈。

病例3：郝某，女，27岁。

病史：患者两月来口舌生疮反复发作，经中药治疗无效。

检查：现咽、舌边、上唇各有一处溃疡，大小不等，烧灼疼痛难忍。口干渴，鼻干，大便四五日一行，小便黄。查其舌质红，苔白，脉数。

诊断：口腔溃疡。

辨证：心脾积热。

治疗：三棱针点刺出血。

治疗1次后灼热剧痛明显减轻。第2次治疗后痊愈。观察10个月未复发。

病例4：解某，女，46岁。

病史：患者因住寒冷潮湿房间，自1年前冬天起，左小腿出现蚁行感，逐渐发生膝关节肿胀疼痛，活动受限。曾去某医院针灸、按摩及服中药，治疗无效，故前来就诊。

检查：现膝关节酸痛、肿胀、怕冷，虽时值夏天仍穿秋裤护膝，足心有抽搐感，纳可，睡眠、二便均正常。左膝关节肿胀，不红，扪之较对侧热。舌苔薄白，脉沉缓。

诊断：左膝滑膜炎。

辨证：寒湿之邪，侵袭关节。

治法：温化寒湿。

治疗：①以病灶为输，在膝关节周围用火针点刺，足三里、大椎用热补法。②大椎、阳陵泉透阴陵泉、合谷、太冲。③膝腘窝血络处放血。

①组穴针刺11次，②组穴针刺6次，③组穴针刺2次，共治疗19次，诸症消失，观察4个月未复发。

4. 以痛为输法的使用方式

以痛为输法临床应用很广，其治疗作用是不容忽视的。其使用方式不外以下三种：

第一，单独使用"以痛为输"或"以病灶为输"法。如用三棱针点刺放血治疗口疮，火针点刺治疗腱鞘囊肿，针刺治疗粉瘤，毫针围刺治疗皮痹，火针点刺鸡眼、黑痣，针刺治疗甲状腺瘤等病。

第二，以痛为输与远道取穴结合使用。如临床治疗缠腰火丹、丹毒、漏肩风、甲状腺囊肿等疾病，一般采用这种方式。

第三，适用于某种病的某个阶段。如治疗瘰疬，若硬结消散甚慢或当其欲溃时及溃破后，即可以火针点刺局部。若针后硬结消散显著，以痛为输法即可不用。

于书庄教授认为，以痛为输取穴法是一种有效的治疗方法，故自古至今广为针灸工作者所使用。这种方法记载最早见于《灵枢·经筋》，在后世文献中，如《千金要方》称为"阿是穴"，《针方六集》称之为"不定穴"，《医学纲目》称之曰"天应穴"等。这些记载虽然名称不同，而实际意义则一也。时至今日，由于医学技术水平不断提高，这种方法的使用一方面出现了新的进展；另一方面对《灵枢·经筋》记载的痛、痉、阴器不用等病证，早已不用本法取穴治疗，而是依据辨证、辨经的原则进行治疗。这实际上也是医学进步的结果。

（二）上病下取、下病上取法

"上病下取、下病上取"法，最早见于《内经》，如《素问·五常政大论》讲："气反者，病在上，取之下；病在下，取之上。病在中，傍取之。"《灵枢·终始》讲："病在上者下取之，病在下者高取之，病在头者取之足，病在腰者取之腘。从腰以上者，手太阴阳明皆主之；从腰以下者，足太阴阳明皆主之。"《灵枢·官针》讲："远道刺者，病在上者取之下，刺腑输也。"这三段经文讲的都是针灸临床取穴的一种方式，即远道取穴法。

1. 上病下取、下病上取法的适应证

这种取穴法的适应证和其他取穴法一样，都是依据具体病因病机，结合经脉所过，以及具体腧穴的特殊治疗作用确定的。如脱肛是下病，但却上取百会。头部穴位很多，为何只取百会而不用其他穴位？究其因，脱肛是气陷证，病势向下，而百会具有升阳举陷作用之故。又如眩晕是上病，取涌泉是上病下取。足部穴位很多，又为何只取涌泉？究其因，眩晕多由痰湿中阻、浊阴不降、清阳不升所致，而涌泉具有较强的降逆作用，故取之。但眩晕《素问》病因病机绝非仅此一种，故临床见到眩晕，不能一概皆下取涌泉，必须根据具体病因病机选择适宜的下部穴，这点很容易理解。又如，漏肩风是上病，在临床上有的下取条口，有的下取绝骨，有的下取飞扬。取此三穴皆属下取，而有何区别呢？细究其因，条口是足阳明经穴，用以治疗手阳明经病；绝骨是足少阳经穴，用以治疗手少阳经病；飞扬是足太阳经穴，用以治疗手太阳经病。因此，虽然皆是漏肩风，但所病经脉不同，所以下取的穴位也就不同。

2. 上病下取、下病上取法的现代应用举例

病例 1：郝某，女，37 岁。

病史：患者头晕十余日，发作时天旋地转，不敢睁眼，不敢动头，动则头晕目眩、恶心欲吐，终日不能起床，曾服中西药物治疗无效。

检查：面色黄白，苔白腻，脉沉缓。

辨证：痰湿中阻，升降失常。

治法：健脾化痰，升清降浊。

治疗：针刺涌泉、足三里、中脘、内关、百会。

针后寻找明显的酸胀感，留针 30 分钟。在留针过程中，患者头眩晕减轻乃至消失，仅感头胀、耳鸣，继用前穴加太冲、合谷，共治疗 6 次而痊愈。停针观察，4 个月未复发。

病例 2：杜某，男，51 岁。

病史：患者 8 年前巅顶部有木感，继而两颧发木拘紧，近 3 年两太阳部拘紧，头重如裹，阴雨天加重，夜寐不宁，纳佳，二便调，曾去几个医院治疗，服中药数十剂，针刺局部多次，均无效。

检查：舌体胖大，苔白厚，脉右濡左弦滑。公孙、阴陵泉、太溪穴压痛。

辨证：湿阻经络，浊阴不降。

治法：健脾化湿，升清降浊。

治疗：针刺公孙、丰隆。

治疗 5 次后，两太阳部拘紧感消失，仅颧部仍感拘紧。前穴加丘墟，共治疗 10 次，头重如裹症状虽遇阴雨天亦未出现。颞部拘紧感消失，顶部拘紧感减轻，停针观察未复发。

病例 3：牛某，男，48 岁。

病史：患者 1 个月前因受冷而右腿外侧酸胀痛，继而右侧腰胯亦痛，其痛游走，时窜至左腿。畏寒怕冷，怕累，不能久坐，活动受限，动则加重。曾用强的松、消炎痛及针刺治疗，均无效。

检查：苔白腻、脉弦。直腿抬高 30°，L_4 旁 3 寸、环跳、承山、跗阳穴压痛。

辨证：感受风寒，痹阻太阳、少阳经脉。

治法：祛风散寒，通经活络。

治疗：①风府、环跳、肾俞，针后加灸；针刺委中。②针刺中脘、气海、足三里、列缺、气冲。

首用①组穴以祛风散寒、通经活络，治疗 9 次后腰腿痛减轻过半；继用①、②组穴交替取用，前者祛邪，后者扶正，治疗 7 次，腰腿痛基本消失。共治疗 37 次后停针观察，两年后来院复查，疼痛未发作。

3. 上病下取、下病上取法的使用方式

由上可知，本法的应用有两种方式：

第一，"上病"系指头面、上肢部位的疾病，"下取"是指在下肢选取与"上病"有关的穴位来进行治疗。如足阳明胃火牙痛取内庭，足少阴虚火牙痛取太溪，眉棱骨痛难忍取解溪等。"下病"系指躯体下部、下肢部位的疾病。如治疗腿股风，宜根据其病属之经，分别取用其手经（同名经）的后溪、外关、列缺，以及依据其病情的性质取用风府（上取）进行治疗。因此，这种取穴方式，是根据其病变部位在上、在下的变化，相应取用其手足的本经或同名经出现反应的穴位来确立的。

第二，"上病"是指病势向上（如肝火上炎、清窍蒙蔽等）的疾病，"下取"是指取用具有降逆、降火、泻下作用的穴位。"下病"是指病势向下（清阳不升、气虚下陷）的气陷证，"上取"是指选用具有升阳举陷作用的穴位。如此，则"上"、"下"的意义不仅包括部位的区分，而且也包括对病因病机的定性和选取具有特殊治疗作用的穴位。

总之，"上病下取，下病上取"是一种取穴原则，但在临证时往往与其他取穴法混合使用。如"病例1"患者，系痰湿中阻、升降失常所致，其症虽在上（标），而病因却在中焦脾胃（本），选穴原则是上病下取，兼用辨证、循经加近道取穴。下取涌泉用以降逆，近取百会用以升清，辨证取中脘、足三里以化痰降逆，内关以和胃降逆。如"病例3"患者，证系风寒之邪痹阻太阳、少阳经。其病位在下，其痛游走，取穴法是以下病上取与远道取穴、辨证取穴相结合。上取风府以祛风，近取环跳、委中以通经，辨证灸肾俞以温寒，补中脘、气海、足三里、列缺以扶正。

（三）以右治左、以左治右法

《素问·阴阳应象大论》记载："善用针者……以右治左，以左治右。"这是讲针灸治病除"以痛为输"外，还有取用病位对侧穴位的方法。"以痛为输"适用于治疗病见于左、症亦见于左的疾病，而"以右治左，以左治右"则适用于病在左而症见于右、病在右而症见于左的疾病。

1. 以右治左、以左治右法的刺法

这种取穴方法，在刺法上有两种：一是《灵枢·官针》记载的"巨刺者，左取右，右取左"。所谓巨刺，是刺其经取气，用以治疗经病。二是在《素问·缪刺论》中，又将左取右、右取左称为"缪刺"。所谓缪刺，是刺其络取血，用以治疗络病。因此，《黄帝内经》中所讲的"左取右、右取左"，实际上包括取穴法和刺法两个方面。

2. 以右治左、以左治右的现代应用举例

病例1：代某，男，31岁。

病史：患者7年前始发左偏头痛，以后每因受寒或劳累过度而发作，每次持续一两天，经注射杜冷丁或吗啡才能缓解。此次头痛发病已2小时，自觉左侧偏头深部，自前眼眶向后至项部剧烈钻痛，伴有恶心呕吐、汗出、口不渴。

检查：面色苍白，苔薄白，脉右浮弦。血压120/80mmHg。

辨证：风寒客于少阳经脉。

治法：治宗《灵枢·厥病》中"头半寒痛，先取手少阳阳明，后取足少阳阳明"。

治疗：针右手偏头点，行龙虎交战法。

针后立时痛减，在行针过程中头痛又作，继施前法，头痛立即缓解。

病例2：刘某，女，26岁。

病史：患者1个月前因外感风寒而患右肩臂疼痛，病后即到本单位医务室诊治，经穴位注射当归液无效，故来针灸科治疗。现右肩臂疼痛较重，夜间尤甚，活动严重受限，口不渴，二便正常。

检查：舌苔薄白，左脉弦紧。

辨证：寒邪痹阻，气血运行不畅。

治疗：《素问·缪刺论》说："左痛未已而右脉先病者……必巨刺之，必中其经，非络脉也。"取左侧曲池，要求针感先上传至肩，后至手、后溪；条口透承山，得气后行龙虎交战法。

1次治疗痛解，3次治疗而愈。观察年余未复发。

病例3：段某，男，56岁。

病史：患者素患两膝关节痛，屈伸不利。近日遇夜雨后，突感右侧腰腿痛甚，不得入睡，痛自腰部始沿大腿后外侧窜至外踝及公孙穴处，腿胀痛，膝关节周围更甚，怕冷，喜温，遇热则筋舒痛稍减。

辨证：风寒之邪，痹阻太阳、太阴之脉。

治疗：宗《素问》缪刺法，针左膝腘窝血络出血。

针后三日余未作痛，继而刺右膝腘窝血络出血，针后无效。这表明：该案痼疾膝关节痛是经病，新病腰腿痛属于络病，络病应刺对侧血络出血才能有效，故见明显效果，但取右侧腘窝血络出血则无效。右膝痼疾为经病，故虽用缪刺法而终不得解。经治疗络病已愈，痼疾经病未解，改用温通经脉，选循经取穴、辅以补益正气法治之，共治疗16次，停针观察未再发作。

3.判断经病、络病的方法

综上所述，临床上使用"以右治左，以左治右"应有区分。一种是巨刺法，刺经取气以治经病；一种是缪刺法，刺络取血以治络病，两者不应混淆。为了正确掌握以右治左、以左治右取穴法的两种刺法，应首先提高判断经病与络病的能力。

第一，判断经病。《素问·缪刺论》说："左痛未已而右脉先病者，如此者，必巨刺之，必中其经，非络脉也。"这是说，假若左侧肢体疼痛，但切其右脉弦紧，说明症状虽见于左，而其病实属于右，这是经病，应该采取巨刺法。

第二，判断络病。诊断络病之法有二。一是《素问·缪刺论》说的"治诸经刺之所过者不病，则缪刺之"。该篇还说："有痛而经不病者，缪刺之。"如何判断"所过者不病"及"有痛而经不病"？这就需要医生进行经络诊察。假若左肩疼痛，但通过医者按压诊察，左肩所属各经没有出现压痛，则证明病不在经而在络，应该采用缪刺法。这是按压诊断法。二是《素问·缪刺论》说的"因视其皮部有血络者，尽取之，此缪刺之数也"。这是说通过望诊，视其出现血络者为络病，未出现血络者为经病。

于书庄教授在临床上运用经络诊察法，辨别经病和络病，分别采用巨刺或缪刺，用以治疗偏头痛、落枕、漏肩风、扭伤、腰腿痛等病，都能取得很好的疗效。

三、个穴研究

（一）气海

气海，又名脖胦、下育、丹田，位于脐下一寸五分。

1. 腧穴特性

"气海者，元气之海也，男子以藏精，女子以藏血"，"诸般气病从何治，气海针之灸亦宜"。说明气海具有补益元气、升阳举陷、行气降逆、益气回阳的作用，是治疗气虚、气陷、气逆、气滞诸证的要穴。

2. 主治特点

（1）气病的要穴

① 气虚证："治脏气虚惫，真气不足"，"人以元气为本，元气不伤，虽疾不害，一伤元气，无疾而死矣，宜频灸此穴，以壮元气，若必待疾作而后灸，恐失之晚也"。柳公度年八十余，身体健康，自己介绍摄生经验说："余旧多疾，常苦短气，医者教灸

气海，气遂不促，自是每岁一二次灸之，以救气故也。"于书庄教授临证时常取气海以扶正，用以治疗气虚络阻的中风、风寒湿邪痹阻经络、肺气虚的喘促短气及气血亏虚的头痛、眩晕等气虚证。

②气陷证：这是气虚病变的一种，以气无力升举为其主要特征。临床表现为少气倦怠、头目昏花、腹部有坠胀感、脱肛或子宫脱垂等。患者舌质淡、脉弱。治宜益气升提。气海为元气之海，故气虚机能减退者少气倦怠，清阳之气不能升举者头目昏花，气陷于下而诸脏气失其升举之力者腹部坠胀、脱肛、子宫下垂、胃下垂、心脏瓣膜下垂等，均应以灸气海为主。

③气逆证：气逆是指气升降失常、气上逆不顺。一般多指肺胃之气上逆以及肝气升发太过所致的肝气上逆的病理变化。如独取气海治疗脾胃阳虚的呃逆，灸气海治疗奔豚、气喘等。

④气滞证：这是指人体某一部分或某一脏腑出现气机阻滞而表现的证候。气滞常由情志不舒、饮食失调、感受外邪或用力努伤、闪挫等因素引起。其临床表现，常因气机阻滞的部位不同而出现局部闷胀、疼痛。胀痛发作时轻时重，部位常不固定，表现为窜动作痛，且每在嗳气或矢气后减轻，并常与精神因素有关。气海可用于治疗肝郁气滞的胁痛、闪挫腰痛等病。

（2）妇科的要穴

气为阳，血为阴，气与血有阴阳相随、互相依存的关系，因此，妇女虽以血为本，但赖气生又赖气行，故凡由于气病而影响血病的，均应取气海治疗。如脾气虚衰不能统血的崩漏，取气海以益气摄血。气血两亏、无血以行的月经后期，气血两亏、胞宫失养的痛经，均宜补气海以补气养血。由于气滞而造成血瘀的痛经、月经不调，取气海以行气活血。

3. 经络检查

气虚证，按压气海穴多出现陷下感或压痛。

4. 病案举例

病例 1：周某，女，33 岁。

病史：患者 5 个月前流产后，因郁怒而引起胸闷憋气，纳呆，口干，严重时恶心欲吐。曾服中药 50~60 剂，针刺膻中、中脘、内关、足三里、三阴交 10 次，无明显效果。

检查：舌质淡，苔白，脉沉。气海穴压痛，有向上窜感。

辨证：肝郁气滞，横逆犯胃。

治法：理气和胃。

治疗：始则灸中脘 2 次，灸后腹部作响，但仍胸闷憋气；进而进行经络检查，气海压痛（＋＋），按压时气往上顶，故改用气海一穴。针后症状减轻，2 次后明显减轻，3 次症状消失。观察 3 个月后未复发。

数月之疾，一针气海而愈，可见取穴不在多而在精，针数和疗效不是一加一等于二的关系。

病例 2：郑某，男，60 岁。

病史：患者 5 年前患坐骨神经痛，经针刺治疗已愈。近因感风寒复发，现自髀枢沿大腿后侧、小腿外侧到足跟部痛，午后明显。

检查：舌质暗，脉弦细。

辨证：风寒痹阻太阳、少阳之脉。

治法：益气通络。

治疗：针刺气海、中脘、列缺、足三里。

经过 3 次治疗，腿痛消失。

病例 3：宋某，男，61 岁。

病史：呃逆两天。患者自前天晚饭后呃逆不止，声音低微，无恶心呕吐，两胁胀满，胸闷不舒，不欲饮食，夜寐安，二便调。

检查：舌质暗红，苔薄白而滑，脉沉滑。

辨证：脾胃虚弱，胃气上逆。

治法：补益脾胃，降逆止呕。

治疗：针刺气海穴。

针后呃逆即止，观察半年未复发。

（二）中脘

中脘，一名太仓。骭至脐八寸，太仓居其中，为脐上四寸。

1. 腧穴特性

中脘为腑之会穴，胃之募穴，脾之结穴，手太阳、手少阳、足阳明所生，任脉之会。

2. 主治特点

（1）治疗脾胃虚弱、寒邪伤中、气血亏损及久病正不胜邪之要穴。

《针灸资生经》说："初不知灸中脘等穴以壮脾胃，亦惑之甚也。"《循经考穴编》说："一切脾胃之疾，无所不疗。"结合临床实践，灸中脘以热补，起着温补脾胃、温中散寒、补益气血、扶正祛邪的作用。故中脘是治疗脾胃虚弱、寒邪伤中、气血亏损以及久病正不胜邪的要穴。如灸中脘以温中，治疗寒邪伤中的急性胃脘痛；灸中脘以益中气，治疗虚性老年性高血压以及气虚络阻的小中风；热补中脘、气海、足三里、大椎以补益中气、扶正祛邪，用以治疗久痹，如关节炎、腿股风、漏肩风等病。此法对于老年体弱或针刺局部穴治疗数次而效果不显著者，尤为适宜。

（2）治疗肝失疏泄、肺失肃降、心肾不能相交之证。

脾胃居于中焦，通连上下，是人体升降运动的枢纽。因此，在临床取中脘，不仅可治疗脾胃升降功能失常的疾病，具有升清降浊的功效，而且对于肝失疏泄、肺失肃降、心肾不能相交之证，亦需取中脘进行治疗。如独取中脘以理气宽中，治疗郁证及气厥非常有效。取中脘以降逆，治疗呕吐、呃逆、妊娠恶阻以及喘息等病效果显著。

（3）治疗气郁痰结、蒙蔽神明之癫疾和风痰上扰、心神被蒙的病证。

古有"脾为生痰之源"以及"治痰不治脾胃，非其治也"的论述。故临证取中脘以化痰，治疗气郁痰结、蒙蔽神明的癫疾，风痰上扰、心神被蒙的病证，以及湿痰咳嗽和痰浊壅肺的哮喘等病。

3. 经络检查

《穴位诊断法》记载："胃炎、胃窦炎、胃痉挛、胃酸过多、胃神经痛、胃溃疡、十二指肠炎、十二指肠球部溃疡、急性胃肠炎、膈肌痉挛、消化不良、食物中毒、消化道出血、过敏性结肠炎，中脘穴均出现压痛反应。"

代田文志说："中脘有压痛，多为胃疾病，但子宫后屈的人亦常有压痛，喘息或肺疾病，也有出现压痛的时候……中脘有压痛时，大抵足三里或上巨虚有反应……癫痫、半身不遂、坐骨神经痛、上肢痛亦常显现压痛或陷下感反应。"

4. 病案举例

病例1：田某，女，12岁。

病史：患者1年前早晨突然抽搐，口吐白沫，1小时后清醒，当即去医院急诊，查其脑电图"大脑中度广泛异常"，诊为"癫痫"。以后每两个月大发作1次，间有小发作，每次发病前自觉手发厚，随即发作，喉中痰鸣，口吐白沫，四肢抽搐。大发作15~60分钟缓解，小发作1~10分钟缓解，醒后心悸，全身乏力，精神不振，小便时感困难，饮食、睡眠、大便均正常。自病后服苯妥英钠、谷氨酸，年余未能控制。

检查：舌质红，苔白，脉数大。

医生给予针刺中脘、丰隆、内关、公孙、气海、关元、太溪、照海60次，9个月癫痫未作。以后癫痫又作，继针中脘、丰隆、公孙、内关、大椎、后溪、申脉；中脘、丰隆；内关、蠡沟、三阴交、水沟等三组穴 53 次，自针后 6 个月发作 7 次，每次持续 5~20 分钟不等。于第 2 年初来于书庄诊室求诊，按照前医针刺内关、公孙、蠡沟、三阴交，治疗 4 次后，小发作 1 次。询其发作多于经期前后。

检查：膻中、中脘、气海压痛。苔白腻、厚，脉沉细。

辨证：脾胃虚弱，痰浊蒙蔽心窍。

治法：健脾化浊。

治疗：隔姜灸中脘 7 壮，10 次为 1 疗程。

在第 1 疗程中，小发作两次，第 2 疗程后至今未发作。

病例 2：刘某，女，27 岁。

病史：患者产后 1 月，因婴儿死亡，精神抑郁，遂出现突然晕厥，1 周发作 3 次，发作时自觉胸中闷，两眼昏黑，随即倒地，不省人事，手足不温，冷汗自溢，醒后神清。平素喜笑，病后未服他药。

检查：舌质稍红，苔满布白腻，脉两关濡滑。

辨证：胃气闭。

治法：开闭。

治疗：艾条灸中脘 15 分钟。

3 日后复诊，患者诉灸后 3 日来胸闷舒，头昏解，病未犯。继灸中脘以资前效。观察两月余未发作。

病例 3：范某，女，34 岁。

病史：患者 6 年前怀孕时，因郁怒而病眼发黑、心慌，但发作不频繁，产后上述症状仍然存在。近 1 年来病情加重，每日上午发作，午后如常人，发作时心中烦闷，后枕部昏沉，无食欲，口淡无味，口干苦，咽干不欲饮，胃中如有异物，欲吐不出，胆怯，喜笑，善太息，夜卧不安，眠差，大便正常。病后曾多方治疗无效。

检查：舌体胖、质淡，苔薄白，脉沉细无力，面色如常。

辨证：肝郁乘脾，脾失健运，继而脾为湿困，脾阳不振。

治法：温阳化湿。

治疗：灸中脘 10 壮。

间日复诊，患者诉自灸后未发作，继灸中脘 10 壮。自灸后一直未发作，现夜寐噩梦多，心烦起急，纳可，时有口干苦，枕部昏沉减轻。继灸中脘 10 壮，针隐白、厉兑。停针观察两周未发作。

（三）膻中

膻中，一名上气海，位于玉堂下一寸六分，陷者中，仰而取之，横直两乳间。

1. 腧穴特性

膻中为气之会穴，足太阴、足少阴、手太阳、手少阳、任脉之会。

2. 主治特点

《循经考穴编》说膻中"……是为上焦主气，以分布阴阳，为臣使之官"。《难经》曰："气会膻中。疏曰：气病治此。"说明膻中亦是治疗气病的要穴，用于气逆、气滞以及气虚证。

（1）气逆证

膻中穴用于痰浊壅肺、气郁伤肺的哮喘实证以及痰湿咳嗽，具有化痰降逆、止嗽平喘之功效。实践证明，膻中对单纯性支气管哮喘疗效佳，对于合并肺气肿及肺源性心脏病者疗效则差。

（2）气滞证

膻中穴用于肝郁气滞所致的产后乳汁不足，起着通调气机、疏肝通乳之作用。实践证明，针刺下乳，以患者年轻体壮、产后时间短、胎次少者效果佳。由于针刺膻中有明显的排乳作用，故还用于乳痈。

（3）气虚证

古代文献虽有"上气咳逆短气，灸膻中百壮"、"胸痹心痛，灸膻中百壮"的记载。但实践中体会，膻中用于治疗心脏病，是用于虚中夹实证，如情志所伤、气机郁结、气滞日久、血流不畅的气滞血瘀证，针刺膻中确有调整气机升降之功效。

3. 经络检查

咳嗽轻重与膻中穴压痛轻重成正比，咳嗽愈重，膻中压痛愈明显。如紫宫、华盖、璇玑都有压痛，多为久病。乳房痛，肝郁气滞者膻中也可出现压痛。

4. 病案举例

病例 1：张某，女，45 岁。

病史：患者两乳胀痛多年，以经期前明显。近 1 月由于郁怒以致两乳胀痛加重，牵扯腋下作痛，站立、行走疼痛明显。口苦，易怒，白带多。闭经 1 年。曾在某院诊为乳腺增生、慢性盆腔炎，给予疏肝理气、活血通经之剂，无效。

检查：两乳各有 6cm×10cm 肿块，质硬，边缘整齐，按之疼痛。右侧少腹按之痛。苔薄白，脉沉弦。

辨证：肝郁气结，胞脉痹阻。

治疗：始则仍予以疏肝理气、活血通经剂治之，服 8 剂后两乳胀痛不但不减，反而胀、刺痛加重。查其两乳肿块增大至8cm×12cm，继服 2 剂仍无效，遂进行经络检查。膻中压痛（＋＋）、期门压痛（＋＋）、气海压痛（＋＋）。停服中药，针刺气海，针感向下放射；针刺膻中、合谷、三阴交，针后寻找酸胀感。针 2 次后月经来潮，经期 5 天，经后两乳胀痛逐渐缓解，肿块逐渐消失。观察 3 年未复发。

病例 2：张某，女，49 岁。

病史：患者半年前因生气着急出现心口堵闷，两胁胀满，不思食，饭后心口刺痛，打嗝，时有呕吐、吞酸，大便干、2~3 天

1 次，睡眠、小便如常。

检查：舌苔薄白，舌质淡边有齿痕，脉沉细。膻中、中脘、天枢、气海压痛。

辨证：肝气犯胃，胃失和降。

治法：疏肝理气，和胃降逆。

治疗：针中脘、天枢、气海、期门、足三里。

针后诸症减轻，前穴加膻中。在刺膻中的过程中，当针刺入后稍加捻转，当即听到胃肠蠕动的声音。三诊诸症消失，继针前穴，巩固疗效。

【按语】于书庄教授非常重视人体气机的调整，认为"百病皆可由气所生，由气所发"。他强调了人体气机的升降出入在生理、病理以及临证治疗中的重要性，并着重对三穴进行了研究与阐释。膻中为上气海，中脘为中气海，气海为下气海，说明此三穴均为治疗气病之要穴。但膻中为气之会穴，位于上焦；中脘位于中焦，"营出中焦"，为人体气机升降之枢纽；气海位于下焦，"卫出下焦"，为生气之海，故其治疗作用尚有差异。如治疗气血亏虚、正气不足、气虚下陷等证，诸家皆取中脘、气海而不用膻中，即是例证。膻中虽然用于治疗上气短气，有"心脏穴位"之称，但其适应证主要为虚中夹实证，欲补其虚还是以补中脘、气海为宜。因此说，三穴相比，气海偏于补，治疗气虚、气陷证；膻中偏于宣降，治疗气逆、气滞证；中脘既有补益中气之功，治疗中气不足之证，又有理气宽中、化痰开郁之效，治疗气郁痰结之证。对此三穴不可不辨也。

（四）关元——抗衰老除房颤之要穴

关元，又名下纪、次门、丹田，位于脐下三寸。

1. 腧穴特性

关元为人体元阳元阴交关之处，为养生家聚气凝神之所。其

99

穴性为小肠之募，足三阴、任脉之会穴。

2. 主治特点

（1）抗衰老

人之衰老，主要原因是肾气逐渐衰竭。如人到老年，性欲和生殖能力随之减退或消失，听力、视力下降，发白、齿脱，体力、精力下降等，都是肾气不足的表现。关元为补益肾气之要穴，故人过五十可两年一灸关元；人过六十可每年自立冬日起，至立春日止，灸关元百日，每日雀啄灸10壮，可以补益肾气、益寿延年。

（2）预防中风

中风病，从本质上讲是一种本虚标实之病。本虚系指肾虚、气虚而言；标实是指急性期心肝火亢，恢复期瘀血阻络。肾虚则水不涵木，肝阳上亢；肾虚则推动血液运行之力不足。人之血液运行首先要靠宗气之推动，但宗气又需依赖人体生命活动的根本动力——肾间动气的鼓动，故灸关元补益肾气，可预防中风。

（3）预防骨质增生

肾主骨，人到老年肾气渐衰，肾虚则骨失所主，骨骼出现退行性变。灸关元具有补益肾气之功效，因此对于预防和治疗骨质增生是有益的。

（4）多用于治疗虚证

如关元百日灸，治疗反复发作的肾虚腰痛。灸关元以补肾气，灸食窦以补脾气，灸通里、内关以补心气，治疗心气不足的心房纤颤。灸关元、食窦治疗肾不纳气的虚喘，如心脏病的气短，灸之甚佳。灸关元以温补脾肾，治疗脾阳不振及肾阳衰微的水肿。灸关元补益肾气，治疗下元不足、膀胱失约的遗尿、夜尿频以及小便失禁。灸关元以补脾肾，治疗虚性老年性高血压。灸关元温经散寒、行气止痛，治疗寒凝血瘀的痛经以及遗精、阳痿等病。

3. 经络检查

妇科病、淋病、膀胱炎的患者，其关元穴可出现压痛。

4. 病案举例

病例 1：唐某，男，70 岁。

病史：患者既往血压高 15 年。于 1973 年 12 月 14 日无明显诱因，突然四肢不能动，左侧较重，麻木；头晕，纳差，口干不欲饮，心烦急，小便频数大便急。病后即来针灸科门诊治疗。

检查：面色红，舌质红，苔薄黄，脉弦滑而劲。血压 260/130mmHg。

辨证：阴阳两虚，肝阳暴涨，颇有中风之势。

治法：急则治标，缓则治本。

治疗：先刺金津、玉液出血，以清心肝之热。针后休息 15 分钟，血压下降至 220/110mmHg。继针曲池、合谷以平肝，针内关以清心安神，补足三里、三阴交、阳陵泉以补益肝肾。给予平肝潜阳、滋补肝肾之剂 2 剂。

复诊：次日血压 240/110mmHg，口不渴，全身软弱无力，左半身麻木，活动尚可，纳食渐增，尿频急，夜尿频而影响睡眠，脉弦滑有力，舌苔薄白。治宜培补肝肾以治本，温灸关元，灸后休息 20 分钟，血压降至 190/110mmHg。针曲池以平肝，针中脘、气海、阳陵泉以补益肝肾。给予地黄饮子 5 剂。

三诊：血压 190/104mmHg，尿频好转，全身渐有力，继用上法治疗 3 次（共 5 次），诸症消失，血压维持在（210~190）/（100~110）mmHg 之间，停止治疗。

病例 2：吴某，女，78 岁。

病史：患者高血压史半年，血压波动在（190~140）/（120~80）mmHg 之间。于 1986 年 3 月初无明显诱因出现右半身无力，右腿无力较右上肢重，头晕，时有头痛，语言不利，大便干，小便黄，纳可，寐佳。

检查：舌质红，苔黄腻，脉沉细。血压 100/70mmHg，其血压正常是晨起服降压药之故。

辨证：阴虚阳亢，风中经络。

治疗：在治疗过程中，血压 3 次升高，采用隔姜灸关元 7 壮法进行治疗。

第 1 次灸前血压 180/120mmHg，灸后降至 150/100mmHg；第 2 次血压 190/100mmHg，灸后降至 160/90mmHg；第 3 次血压 190/110mmHg，灸后降至 170/100mmHg。

病例 3：高某，男，48 岁。

病史：患者左半身不遂年余，几经治疗，现生活基本能自理。左半身无力，语言謇涩，头昏，小便频，神情呆滞，行动迟缓，饮食、大便、睡眠均调。每日服复方降压片 3 次，每次 2 片。既往患高血压病十余年，血压波动于（180~130）/（120~90）mmHg 之间。

检查：面色黄，舌质红，苔白，脉弦滑。

治疗：在治疗过程中，灸关元，并观察其血压即刻变化。

【按语】上述三例患者，皆属于高血压Ⅲ期病人。从辨证观点讲，皆属于虚性高血压。因此，灸关元、热补关元均有降低血压的作用。但"病例 1"、"病例 2"降压效果比较明显，"病例 3"则不甚明显，这是由于前两者在治疗前血压比较高，后者在治疗前血压不甚高之故。所以说虚性高血压是可以用灸法治疗的。

（五）天突——宣降之要穴

天突，又名玉户、天瞿。位于颈结喉下 2 寸，中央宛宛中，低头取之。低头则咽喉沉，针刺无害，不可不知。针刺时令患者采取坐位，稍低头，将针直刺入 3~4 分深，然后将针竖起，针尖沿胸骨柄后面刺入 1 寸，施术后将针退出。

1. 腧穴特性

阴维、任脉之会。

2. 主治特点

咳嗽、哮喘、暴喑、喉痹、呕吐、噎膈、瘿瘤。

天突位于人体上部，深部有气管，起着宣通肺气、化痰降逆之功效，主要适用于外邪束表、肺气不宣的外感咳嗽，内伤咳嗽非其所宜。若见咳嗽喉痒，针刺得气后宜捻转20次为佳。天突还可以治疗小儿痰阻气逆的顿咳，外邪痰浊、肝郁气逆等壅阻肺气的实喘以及哮喘的发作期者。天突的深部有"会厌"，会厌系指声带而言。针天突起着利开合、开音窍的作用，适用于忧虑愤怒、肺气不利、会厌开合不利的暴喑。治此者，针刺得气后持续捻转针，令患者随施术者练习发音，快者1~2分钟，慢者5~6分钟，发音即可由小而大恢复正常。喉痹包括两类疾病，如《针灸聚英》记载："《原病式》曰：痹，不仁也。俗作闭，闭壅也。火主肿胀，故热客上焦而咽嗌肿胀也。张戴人曰：手少阴、少阳二脉并于喉，气热则内结肿胀，痹而不通则死。"不仁属于麻痹性疾病，如咽麻痹、中风病的假性球麻痹等；肿胀属于炎性疾病，如白喉、扁桃体炎等病。这两类疾病均可取用天突，有通经活络、清热消肿之功效；但都不是独取天突，而是配合主病所取之穴同用。天突的深部有食道，故其起着降逆、化痰、行气之功效，用于邪气犯胃、浊气上逆的呕吐以及瘀血、顽痰、逆气、阻隔胃气的噎膈。天突的邻近有甲状腺，故其具有软坚散结之作用，用于情志郁结、气机不畅的瘿瘤。

3. 经络检查

咳嗽，痰不易咳出者，多出现压痛。

4. 病案举例

病例：王某，女，32岁。

病史：患者因愤怒而病暴喑两天。

检查：体健，舌苔薄白，脉沉。

治法：通肺气，开窍利音。

治疗：独取天突，待得气后持续捻转，令其发音，1次而愈。

【按语】临证实践证明，天突治疗痰浊阻肺的实喘，具有较强的宣降作用。关元治疗肾不纳气之虚喘，起着补肾纳气之效。虽说针灸具有"双向调节作用"，但也不尽然，医者不可不辨也。

（六）人中——功在醒神开窍

人中，又名水沟、鬼宫、鬼客厅，位于鼻柱下。人中，直唇取之。

1. 腧穴特性

人中属督脉，手、足阳明经之会。

2. 主治特点

（1）醒神开窍

人中为急救之要穴，治疗煤气中毒、癫痫发作、出血性休克、中毒性休克、过敏性休克、中暑不省人事、中风闭证、晕厥等病。

（2）安神定志

人中可治疗癫证、狂证以及彻夜不眠。

（3）行气止痛

人中可治疗腰脊强痛、腹痛。

（4）清泄阳热

人中可治疗上消多饮、牙痛。

（5）助阳行水

人中可治水肿。

（6）开噤

人中可治牙关不开。

3. 病案举例

病例：郝某，女，74 岁。

病史：患者因与儿子吵架，被儿子打了一个嘴巴，十分愤怒，于当日晚突发阵发性腹痛，痛时喊叫，辗转不宁，以右下腹及胃脘部疼痛明显。

检查：面色黄。视其腹部平坦，按之则现紧张，未见外科体征。苔白，脉沉。

辨证：愤怒伤肝，肝失疏泄，横逆犯胃，气机阻滞。

治法：疏肝理气，和胃止痛。

治疗：取穴内关，小幅度捻转 10 分钟，疼痛有所缓解，但不久有又作，继针足三里，手法同前，全然无效，最后针人中，不料针入痛止，患者入睡。次日清晨随访，病人正与家属同桌用餐，告知"昨晚扎针后一夜未痛"，查其腹按之尚有微痛。

【按语】《玉龙歌》记载："腹中气块痛难当，穴法宜向内关防，八法有名阴维穴，腹中之疾永安康。"《四总穴歌》记载："肚腹三里留。"说明内关和足三里是治疗腹痛的要穴。但为何本案针后无效，而取人中收功呢？于书庄教授认为人中治疗腹部的作用比内关、足三里强，因为人中是督脉穴，督脉总督诸阳，而且人中又是手足阳明之会，故人中是治疗胃肠气痛的要穴。本患者因愤怒伤肝，肝气犯胃，其病位在胃肠，其病本在肝，肝气犯胃，证属实证，脏实宜泻腑，阴病需治阳，故取人中，气行而痛立止。

（七）百会

百会，又名三阳五会、巅上、天满。位于前顶后一寸五分，顶中央旋毛中，陷可容指。自脑户至神庭中间凹陷中取之。两耳尖直上取百会之法不准也。

1. 腧穴特性

百会为手足三阳经、督脉之会。

2. 主治特点

（1）升阳举陷

《类经图翼》云："此穴属督脉，居巅顶，为阳脉之都纲，统一身之阳气。凡脱肛者，皆因阳气下陷。经曰：下者举之。故当借火力以提下陷之气，则脾气可升而门户固矣。"对于气虚下陷的脱肛、胃下垂、子宫下垂及心脏瓣膜下垂，脾胃虚弱的久泻不止，小儿慢惊风、慢脾风，清阳不升的头晕头痛，以及虚性老年性高血压，灸百会有卓效。脾气主升，健脾必须升阳，故百会穴是治疗脾虚证之要穴。

（2）清泄阳热

《针灸集成》记载："欲泻诸阳之气，先刺百会，次引诸阳热气，使之下行，比之如开砚滴之上孔也。若热极不能下气者，以绸系颈则头额太阳及当阳血络自现，即以三棱针贯刺其血络，弃血如粪，神效。"治疗中风病实火证之头痛头晕明显者，可用百会放血，该法亦可治疗目赤暴肿。

（3）安神定志

百会穴可治疗癫痫、狂证、小儿夜啼、中风病哭笑不休者。

（4）醒神开窍

百会穴可治疗尸厥、休克。

（5）补益脑髓

《灵枢·海论》云："脑为髓之海，其输上在于其盖，下在风府……髓海有余，则轻劲多力，自过其度；髓海不足，则脑转耳鸣，胫酸眩冒，目无所见，懈怠安卧。"故百会穴主治肾虚头晕、耳鸣、失眠、健忘。

（6）通经活络

百会穴主治中风半身不遂、语言謇涩。

3. 经络检查

百会为高血压反应点,血压高者百会必现压痛。失眠、子宫下垂、耳源性眩晕者多现压痛。

4. 病案举例

病例 1:王某,女,62 岁。1987 年 1 月 23 日初诊。

病史:患者有高血压病史 8 年,冠心病史 6 年。现头晕,后项及两肩酸沉不适,腰膝酸软乏力,心悸,夜尿频,每于春秋季节血压升高。

检查:面色一般,舌质淡红,苔薄白,脉沉细。血压 170/100mmHg

辨证:肾气虚(高血压Ⅱ期)。

治疗:灸百会 10 壮,灸后由于患者紧张血压未降,1 小时后血压降至 130/60mmHg,停服一切降压药物。至 5 月 28 日前,共检查 3 次,血压维持在 150/(80~90)mmHg。后血压升高至 170/90mmHg,继灸百会 10 壮,2 小时后血压降至 150/90mmHg。观察至 6 月 21 日,血压维持正常。

病例 2:马某,男,60 岁。

病史:患者有高血压病史 3~4 年,脑血栓病史年余。现病震颤麻痹来针灸科就诊。伴急躁易怒,口苦,腰膝酸软乏力。

检查:面色红,舌质红,苔薄白,脉沉细。血压 180/110mmHg。

辨证:阴虚阳亢证(高血压Ⅲ期)。

治疗:灸百会 30 壮,灸后血压降至 150/100mmHg,自灸后停服一切降压药,每周灸 3 次,灸至 10 次,血压波动于(150~170)/(84~100)mmHg。灸至 24 次血压波动仍维持上述水平。停针观察。

病例 3:赵某,女,55 岁。

病史:患者有高血压病史 10 年,血压最高时为 170/120mmHg,一般 140/100mmHg。因周围性面神经麻痹来针灸科就诊。

检查：血压 170/110mmHg。舌质淡，苔白，脉沉细，头晕。

治疗：灸百会 10 壮，灸后血压降至 140/100mmHg。次日复诊，自述灸后自觉头脑特别清醒。

病例 4：刘某，女，53 岁。

病史：患者有高血压病 20 年，半身不遂年余。现头晕头痛，耳鸣，神疲乏力，夜尿频。服任何降压药血压均不降。

检查：面色不红，体胖，舌质红，苔薄白，脉沉细。血压 160/100mmHg。

治疗：灸百会 10 壮、关元 30 壮，灸后血压降至 130/90mmHg。次日复诊，令家属自行灸百会至今。

【按语】中医对高血压病的主症论述颇多。《素问·至真要大论》云："诸风掉眩，皆属于肝。"《灵枢·海论》云："髓海不足，则脑转耳鸣，胫酸眩冒。"《灵枢·口问》云："上气不足，脑为之不满……头为之苦倾，目为之眩。"后世医家刘河间认为本证是"风火"，朱丹溪指出"无痰不作眩"，张景岳指出"无虚不作眩"。根据先贤之论述，结合临证分析，于书庄教授认为该病之证候主要表现在肝脾，其次是心肾；阴阳失调，升降失常为其病机变化。肝为刚脏，靠肾水以滋养，主藏血，主升主动，体阴而用阳，即以气为用，以血为体。脾居中州，为人体气机升降之枢纽。脾为后天之本、气血生化之源，脾虚则气血生化之源不足，气虚则协调阴阳失司，血虚则肝无以藏血，血虚则肾藏之精无以补充。脾虚则健运失司，湿聚成痰，痰阻中焦，影响气机升降，故脾以升为健。百会为督脉、足厥阴之会，具有升清降浊、益髓息风等功效，故灸百会适用于虚性高血压Ⅱ、Ⅲ期。

（八）风府

风府，又名舌本、鬼枕、鬼穴。位于项上入发际一寸，大筋内宛宛中。

1. 腧穴特性

风府为督脉、阳维之会。

2. 针刺法

风府深部为枕寰间隙的延髓和脊髓的交界处。因此，针刺风府有其危险性，应该掌握正确的针刺法，以免发生事故。正确针刺法是：令患者采取坐位，施术者站在其对面，令患者低头顶在施术者胸前，施术者用手指由上向下推寻找第 2 颈椎，在哑门上 5 分处即是风府穴，针刺方向朝向被刺者喉结，得气后缓缓按压将针刺入 1 ~1.5 寸深，针刺时勿使针刺改道，以免将针误入枕骨大孔。这样操作是很安全的。

3. 主治特点

风府是风邪聚集之所。《循经考穴编》曰："风府主一切风疾、风痹。"

（1）外风证

《素问·骨空论》云："黄帝问曰：余闻风为百病之始也，以针治之奈何？岐伯对曰：风从外入，令人振寒，汗出头痛，身重恶寒，治在风府，调其阴阳，不足则补，有余则泻。"《针灸资生经》曰："风府者，伤寒所自起，古人每护之。"针风府起着疏散风寒的作用，可治疗风寒感冒、风寒头痛、风痹、腿股风、风证、落枕，以及与天气变化有关的疾病，如口眼㖞斜、三叉神经痛变天加重等病。风府还有疏风清热之功效，主治外感风热、咽喉肿痛、肺胃蕴热的鼻出血。

（2）内风证

风府穴主治头晕、中风舌缓不语，是治疗半身不遂恢复期的要穴；还可治疗原发性面肌痉挛。

（3）安神定志

风府穴主治癫痫、狂证、目妄视。

4. 病案举例

病例：郭某，男，58 岁。

病史：右侧面颊部阵发性疼痛，反复发作 14 年。患者于 15 年前在野外工作，夜宿条件极差，1 个月后发现刷牙时右侧舌根、舌边疼痛。同年冬季疼痛次数日渐频繁，疼痛范围逐渐扩大。现右侧面颊、口唇周围呈阵发性剧烈疼痛。发作时呈闪电样、锥刺样灼痛，每隔 1~2 分钟发作 1 次，影响睡眠，说话、咀嚼均能引起发作，故患者不敢说话、洗脸、刷牙、吃饭、刮脸，冷风吹面及天气变化则疼痛更为明显。右耳鸣，听力下降至听不到自己的脚步声，饮食、二便均正常。

检查：血压 150/100mmHg。苔白滑，脉弦滑。触痛点：右后上下白齿、口唇、右鼻翼旁。

辨证：风寒之邪痹阻阳明。

治疗：主要取穴合谷、足三里、然谷，每次用电脉冲刺激 1~2 小时。治疗 3 次，剧痛消失，已不影响睡眠。

休息 7 个月后复诊，现每晨起或吃饭时由鼻唇沟至口外角、舌尖麻木抽搐 1~2 次，持续 1~2 分钟，平时右鼻旁隐约胀痛或跳痛，饮食、二便如常。

检查：舌质红，苔薄白，脉沉弦。

辨证：风寒未尽。

治疗：继用前法。主要用合谷行气法，加足三里、三阴交；合谷行气法，加足三里、然谷。共治疗 48 次，病情无明显好转，在此期间曾遇 3 次天气变化，疼痛发作均明显增加，提示只用上述穴位不能收效，故加风府、风池两穴。经治 12 次后，疼痛全部消失，天气变化亦未发作。

【按语】三叉神经痛并非皆为"火证"，《中国医学大辞典》中说："面为阳明部分，面痛皆因于火，而有虚实之殊。"但本例因在野外工作，夜宿简易棚，1 个月后发病，病因感受风寒明矣。

发病后每到冬季或天气变化时病情加重或复发、冷风吹面痛重、苔白滑、脉弦滑，皆寒证之征，从而有力地支持寒证的诊断。寒邪偏盛，其性凝滞，气血运行不畅，故遇寒冷则疼痛加剧或复发。正邪相争，故见阵发性疼痛。寒凝血瘀，故见瘀血性锥刺样疼痛。寒极生热，故反有灼热感。寒邪凝聚，故见触痛点。由于说话、刷牙等动作均能影响气血运行，故疼痛发作。

由于本病例治疗时间长、次数颇多，且疼痛反复发作，后改用风池、风府而治愈。于书庄教授对此进行了深入的分析：第一，他认为作为一名医生不能只是态度和蔼，就以为是对病人认真负责了，岂不知延长治疗时间也是医生的过失！第二，局部穴与循经远端穴应配合应用。本病虽然疼在面部，但与全身尤其是与所属经脉有着密切关系。因此，初病邪居浅，局部针刺可愈；久病邪居深，局部针刺根本无效，只有循经远端取穴并使用行气法激发经气才能收功。这就是局部与整体的关系，医者不可忽视。

（九）大椎——疏解三阳经之要穴

大椎，一名百劳。位于第一椎上，陷者中。患者坐位低头，于第7颈椎与第1胸椎之间取之。

1. 腧穴特性

大椎为三阳经、督脉之会。

2. 主治特点

（1）疏解表邪

大椎为三阳经、督脉之会，属阳主表，故对外感六淫之邪在表者，皆能疏解，具有解热退烧之功效。治疗感冒、单纯型流行性感冒，捻针5分钟，效果显著；治疗痄腮，独取大椎有卓效；治疗疟疾，以灸大椎效果为佳。

（2）清泄毒热

大椎点刺出血，治疗疗疮生于督脉者，大椎、委中与合谷合用，治疗发际疮甚效。

（3）清泄阳热

大椎穴治疗甲状腺功能亢进，以出现中消证者效果为佳。

（4）补阳益气

大椎穴主治冷哮，在缓解期灸之可以防止发作。大椎还可防治荨麻疹的风寒证，止虚汗，主治久发气虚的癫痫以及气短不语、诸虚百劳等。

（5）补阳益气，疏风散寒

大椎与合谷、太冲同用，可治疗风寒湿邪痹阻经络的全身关节痛。

（6）益气通络

大椎主治半身不遂、患肢欠温者，小儿麻痹、漏肩风、肩关节肌肉萎缩者。

3. 病案举例

病例：杨某，女，35岁。

病史：患者两年前秋冬交季之时，从脚开始起泡，此消彼长，影响活动，病情日渐加重。曾去某医院诊治，认为有风湿和结核两种可能，行胸透和验血，均正常。给予激素治疗，患者拒服。此时脚已肿起，自觉脚和小腿血液似不流通样肿胀，遂去其他医院，诊为硬结性红斑，口服消炎药，注射中药针剂，效果明显，3天后消肿，1周后基本痊愈。但停止治疗即肿，治疗即消，以后治疗则效果不显。随着天气渐暖，病情逐渐减轻，到了夏天不治而愈。1年后的秋季又发作，但不起泡，而是出现很硬很长的硬结，从脚发展到脚踝上部，再用前药治疗无效，硬结此消彼长，影响活动，稍多走路则病情加重，一直到天气变暖，硬结才自然消退，于是患者来到针灸科进行诊治。

检查：舌质红，苔薄白，脉沉缓。

辨证：每年秋季发作，春季消退，寒证也；脚部起泡，湿象也。初因寒湿痹阻，继而寒凝血瘀，气机阻滞，故出现硬结、疼痛，以及自觉脚、小腿似血液不通样肿胀。

治法：温寒开痹，行气活血，补益正气。

治疗：温寒开痹、行气活血取大椎、合谷、太冲；补益正气取中脘、气海、足三里。两组穴交替使用。

共治疗14次，停针观察。1年后随访，再未发作。

（十）合谷——四关穴之一

合谷，一名虎口。位于大指次指之间。手侧伸，大指食指伸张，于第1掌骨基底部与第2掌指关节之间，歧骨前微陷处取之。

1. 腧穴特性

手阳明大肠经所过"为原"，回阳九针之一。

2. 主治特点

《玉龙歌》曰："头面纵有诸般症，一针合谷效通神。"《杂病穴法歌》云："头面耳目口鼻病，曲池合谷为之主。"这是古代医家对合谷穴主治范围的认识。实践证明，合谷不仅是治疗头面五官疾病的要穴，还能治疗其他疾病，其应用范围很广泛。

（1）镇痛

合谷为全身镇痛的要穴，主治偏正头痛、头风，大肠火热所致的牙痛、面肿，肺胃蕴热、外感时邪所致的乳蛾、咽痛。治疗咽痛时，进针得气后，施以徐疾补泻法，咽痛则立即减轻或消失。合谷还可治疗目赤肿痛、腰脊内引痛。合谷与太冲同用，治疗颈椎病的上肢痛以及热痹、寒湿痹的全身关节痛等。

（2）疏风清热

合谷穴主治外感发热的表证、外感兼有里热、风疹等。

（3）清阳明热

合谷穴主治湿热痢疾、肺胃蕴热所致的鼻衄、风热邪毒所致的目赤肿痛、翳障等。

（4）活血通经

合谷穴具有催生作用，用于难产及死胎。实践证明，针刺引产用于妊娠末期者比妊娠初期者疗效好。

（5）舒筋活络

合谷透劳宫用搓针法，主治半身不遂的手挛急。合谷与颊车合用，主治口噤不开。

3. 经络检查

痔疮者，合谷可现卵圆形阳性物。颈椎病者，合谷可现压痛。溃疡病者，按压合谷，其酸痛可沿经放射过腕（＋＋）或过肘（＋＋＋）。

4. 病案举例

病例1： 赵某，女，58岁。

病史：患者十余年前因跌伤引起两足趾、足背疼痛，经药物及按摩治疗，仍疼痛不休。现两足趾疼痛，走路时加重，两足欠温，冬季则沿小腿前外侧至臀部发冷，膝关节、指关节疼痛，梦多寐差，纳可，二便调，头痛。

检查：舌苔薄白，脉沉细尺弱。双足第3趾第1关节底面感觉消失，左轻右重。

辨证：寒痹日久，气血凝滞。

治法：开痹通络。

治疗：前曾先后取用厉兑、头维、解溪、行间、内庭、涌泉、阳陵泉，治疗5次未效。又给予十二井穴放血、足三趾局部放血、足临泣放血，共治疗8次仍无效。后重审病例，察其病情，改用针刺合谷、太冲。有趣的是前针刺足井穴则血不出，待刺四关后，再刺井穴则血出不止。治疗6次后加大椎以助阳，9次后疼痛明显减轻，足趾屈伸功能逐渐恢复。20 次痊愈，观察 3 年未见复发。

病例 2：杨某，男，46 岁。

病史：患者 1 个月前夜间突然左臂疼痛，睡中痛醒，经过理疗、服药，疼痛有所减轻。现仍左臂酸痛、沉重，肩前麻木，头向右转或卧位时均加重，活动受限，阴雨天明显。

检查：舌苔薄白，脉沉紧。拍片显示 C_5、C_6 椎间孔变形、变小，前后缘上下有不同程度骨质增生。太冲压痛（＋＋）。

辨证：寒湿痹阻手阳明之筋。

治法：温化寒湿，开痹通络。

治疗：取穴合谷、太冲，颈椎 5、6 夹脊，左侧手三里、少海。

治疗 2 次后疼痛减轻过半，7 次后疼痛基本消失，麻木如故；11 次后休息月余，又来治疗 4 次，停针观察至今已 3 年，未复发。

（十一）曲池——疮疡疖肿之要穴

曲池，一名鬼臣。位于肘外辅骨肘骨之中。以手按胸取之。

1. 腧穴特性

曲池者，土也。手阳明之所生，为合。

2. 主治特点

（1）疏风清热，解毒消肿，止痒

曲池具有疏风清热、解毒消肿、止痒等作用，故为治疗疮疡疖肿之要穴。临床治疗风疹块、皮肤瘙痒、带状疱疹等病，常与合谷、足三里、委中合用。

（2）清热退烧

曲池穴主治外感发热病以及热退余热不清、肺胃蕴热、外感时邪的喉痹，阳明火热上攻的齿龈出血。风池、通天、曲池与合谷交替取用，加足三里，治疗外感风寒、寒邪化热、肺失宣降的鼻渊。

（3）止痛

曲池穴主治漏肩风、久病痛重、肩臂不举。针曲池左病取右，右病取左，刺时针尖首先朝向远心端，待针感传至手时，将针提至皮下，再将针尖朝向近心端，使针感传至肩，针后多数患者能立即抬起痛臂。治疗膝痛亦左取右，右取左。本穴还可治疗腰背痛。古代文献多言曲池主治肘痛，实践证明，肘痛取曲池不如取二间、陷谷效果为佳。

（4）通经活络

曲池是治疗半身不遂之要穴。曲池与丰隆同用，具有降低血压之功效；曲池深刺透少海，可缓解半身不遂的肘臂拘急。

（5）其他

曲池与合谷交替取用，风池与迎香交替取用，加三里，治疗过敏性鼻炎。曲池独取可预防痢疾。

3. 病案举例

病例 1：陈某，女，51 岁。

病史：患者全身关节痛 5 年余，曾多次发作，经服中药、西药和针灸治疗疼痛好转。近因劳累郁怒，全身关节疼痛又作。疼痛与天气变化有关，每遇阴寒关节疼痛加重。头痛沉重，纳呆，眠差，二便正常。有肾盂肾炎史。

检查：舌质淡红，苔白，脉沉数。视其关节无明显红肿，血沉 69mm/h。

辨证：寒湿之邪痹阻关节，湿阻中焦。

治法：温寒化湿，以通经络。

治疗：针曲池、外关、阳陵、三阴交、大椎。

治疗 10 次，血沉降至 50mm/h。22 次之后血沉转为正常（18mm/h）。在治疗过程中曾取用血海 2 次、足三里 2 次。

病例 2：汪某，女，12 岁。

病史：患者鼻塞头痛 2 月余。病后曾去某医院耳鼻喉科治疗，诊为两上颌鼻窦炎。现鼻塞流涕，色白稀。头痛，纳可，二便调。

检查：舌质淡，舌边尖红，苔白，脉沉细。风池压痛（＋＋），上星压痛（＋＋）。

辨证：风寒化热，肺失宣降。

治法：疏风清热，宣通肺窍。

治疗：风池、合谷与曲池交替取用，足三里。

治疗3次后鼻塞明显减轻，继针前穴，加上星5次，流涕、头痛逐渐减轻而消失。观察3月余，未见复发。

（十二）足三里——健脾保健之要穴

足三里，又名下陵、鬼邪。位于膝下三寸，胻外廉。在膝下三寸，胫骨外廉两筋间取之。

1. 腧穴特性

足三里，土也。足阳明脉气所入为合。

2. 主治特点

足三里主治范围很广，但以脾胃疾病为主。因脾与胃相表里，在生理上脾主运化，胃主受纳；脾喜燥恶湿，胃喜湿恶燥；脾气主升，胃气主降，两者共同完成食物的消化、吸收以及水谷精气的输布。因此，在病理上脾胃自病会影响他脏，他脏有病也会影响脾胃；结果均能导致气血生化不足、元气不充，从而除易病内伤诸证外，还易感受外邪而发病。在治疗上，健脾益胃不仅适用于脾胃虚弱证，而且还有治疗某些肺、心、肝、肾诸证的功能。补足三里，既能益气、补血、摄精，又能治湿、化痰、消水。因此，足三里是治疗内伤病之要穴，也是治疗各种慢性虚弱病之要穴，故古代医家有"诸病皆治"之论。

（1）保健要穴

灸足三里有"保健灸"、"长寿灸"之称。用于预防中风，具有降低血压、降低血液黏稠度的作用；预防痢疾、感冒有良效。

（2）健脾化痰

足三里治疗湿痰咳嗽以及癫证、痫证、狂证等。

（3）健脾消导

足三里与四缝合用，治疗小儿疳积。

（4）健脾消胀

足三里主治脾虚腹胀以及术后肠麻痹。

（5）补气益血

足三里主治肝血虚损所致的目昏花，肾虚腰痛、耳鸣，产后血晕以及由于胃肠机能障碍所致的营养缺乏性多发性神经炎。

（6）善治鼻病

足阳明之脉起于鼻，故足三里是治鼻病之要穴，如鼻渊、萎缩性鼻炎等。

（7）升清降浊

脾胃居于中州，脾气主升，胃气主降，脾胃是人体升降功能之枢纽，故足三里广泛用于升降失常之疾病，具有较强的降浊作用，如急性胃肠炎中寒湿证及湿热证的善后调理，还可治疗呃逆、喘息、呕吐以及久泻、胃下垂等。

（8）清泄胃热

足三里主治乳痈肿痛、中消。

（9）行气止痛

足三里主治胃脘痛、溃疡病穿孔。

（10）温化寒湿

火针点刺足三里，以温化寒湿，治疗着痹膝肿。

（11）通经活络

足三里主治口眼㖞斜、半身不遂、小儿麻痹后遗症、喉痹。

（十三）三阴交——妇科病之要穴

三阴交，又名承命、太阴。位于内踝上三寸，骨下陷者中。于胫骨后缘与跟腱前缘之中间取之。

1. 腧穴特性

三阴交为足三阴之会穴。

2. 主治特点

（1）妇科疾病之要穴

因脾主运化、统血，若因饮食劳倦，忧思伤脾，生化之源不足，血海空虚，则见月经后期、过少或闭经；若中气亏损，统血失司，则见月经过多或崩漏；若脾阳不运，湿浊下注，则见带下等。肝藏血，若肝气郁结，血为气滞，则见月经后期、痛经、闭经等；若肝血不足，肝阳偏亢，则见妊娠痫证、产后发痉等；若暴怒伤肝，则引起月经过多等肝不藏血证。肾藏精，肾气充则月事正常。若房事不节，精血双亏，则见月经不调、痛经、崩漏等。三阴交是三阴经之交会穴，故为治疗妇科血证之要穴。

（2）健脾益气

三阴交治疗脾胃虚弱证，如心腹胀满、不思饮食、脾病身重、四肢乏力、腹胀肠鸣、溏泄、食不化，以及心脾两虚的失眠。

（3）补肾、清相火

三阴交主治小儿尿床、劳淋、梦遗、滑精，以及阴茎痛。

（4）温肝、开闭

三阴交用于癃闭、疝气、小儿偏坠。

（5）活血

三阴交主治疮疡瘾疹。

3. 经络检查

痛经者三阴交穴处有明显压痛；月经期前后三阴交多出现反应；生产后腹痛者三阴交穴处可出现反应；双侧三阴交、血海有压痛，已婚妇闭经一月以上者为妊娠。腹股沟疾病多在同侧出现反应。急性食物中毒，可在三阴交上方触及条索状物。

（十四）十宣

十，数也；宣，言此穴具有宣通、宣达、宣泄之作用。《千金要方》称十宣为"鬼城"。《奇效良方》曰："在手十指头上，去爪甲角一分，每指各一穴，两手共十穴，故名十宣。"于书庄教授依据古代文献对十宣主治疾病的记载，在临床上治疗"气机逆乱，阴阳之气不相顺接"等病，皆取得了立竿见影之效。今举医案数则以论之。

1. 病案举例

病例 1：冯某，男，57 岁。

病史：患者因饮食不洁，食后恶心呕吐，腹泻十余次，吐泻物始有食物残渣，继而全呈水样，不臭，腹微痛，全身出汗怕冷。病后曾去某医院急诊，诊为急性胃肠炎，给予药物治疗，服后即吐，当夜来针灸科要求诊治。

检查：面色黄，舌质淡，苔白，脉沉无力。血压听不清。

治疗：当即针刺人中、气海、足三里，灸内关，针灸后又吐 1 次。继而针刺十宣出血，患者顿觉全身轻松，自行坐起，频频饮水，吐泻缓解，次日饮食调理而愈。

【按语】该患食用不洁之物，食物中毒，损伤脾胃，导致气机逆乱，升降失常故呕吐、腹泻；脉道不利故面黄、脉微、血压听不清。吐泻物不臭、怕冷，应属寒象；但大汗出，热之征也。故取前穴虽然有效，但不如刺十宣效果之显也。

病例 2：沙某，女，51 岁。

病史：患者患间断性胸闷憋气 3 年余。近 8 个月病情加重，曾住某院，诊为冠心病、心绞痛、原发性肺动脉高压，经治疗未效出院。现自觉心里哆嗦，气短，吸气困难，心慌失眠，纳呆，口干苦，全身发冷，遇寒则栗。

检查：舌质淡，苔白，脉沉弦。

治疗：①大椎、合谷、太冲；②手十宣出血；③手十井出血；④二间、阴郄、天突；⑤内关、公孙、气海、璇玑。每日1次，上穴轮流取用。

治疗3次后停西药，7次后前症基本消失，14次后停针回原籍，令其自灸关元、食窦各10壮，每日1次，早服通宣理肺丸，晚服金匮肾气丸。两周后复诊，仅遇冷尚感气短。舌质暗，苔白，脉弦细。针列缺、足三里，灸风门、肺俞。服药、自灸穴位同前。

【按语】此证系心血瘀阻，气机逆乱，肺失宣降，逆气不下，故气短、吸气不利。阳气痹阻，气机不宣，故全身发冷、遇寒则栗。热感于内，热盛伤阴，故口干苦、心慌失眠。因使用开闭宣肺之法，确实收到良好的效果。

病例3：杨某，女，54岁。

病史：患者有胃病史，前一天因郁怒，又食生冷，于当晚突然发生阵发性上腹部疼痛，自服药不能缓解，弯腰捧腹，其夫搀扶就诊，躺在床上，辗转不宁，呼叫不已。

检查：面色黄，舌质淡，苔白，脉沉伏。未见外科体征。

治疗：首按压至阳，按时痛止，停则又作，继而针刺内关、公孙，灸中脘，腹痛有所减轻，但不缓解。在留针过程中，患者曰："我的手怎么越来越冷了？"说者无意，听者有心。于书庄教授意识到这是气血痹阻太甚所致，于是速刺左手3、4指十宣，进针后病人又说"这下可敢长出气了，针一下去，我的胃噗通一下就不痛了"，要求再扎两针。起针后谈笑自如，回家后吐1次，将胃内有害物质排出而愈。

【按语】本证系肝气犯胃，寒伤中阳，以致气机阻滞而病胃脘痛，气机不得宣通，故面黄、脉沉伏、手足欠温。治宜开闭理气，选择手 3、4 指十宣穴，针后而愈。

病例 4：来某，男，60 岁。

病史：患者 10 天前因暴怒而病失语，初始尚能说一些话，日间躁动不安，胡言乱语，继而病情加重，曾去几家医院，诊为精神障碍症。现神情呆滞，全不能言，不思食，大便干已 4 日未行，口臭，手足欠温。

检查：舌质暗，苔薄黄，脉弦数。血压 140/80mmHg。

治疗：针手十宣出血，针哑门、天突，予调胃承气汤 1 剂，针后其子问曰："好些吗？"答曰："好多了。"

两日后复诊，大便已通，日间已不躁动，能说话，但气短，纳增，手温渐复，神情尚呆，苔中心黄，脉滑数。针手十井出血，予龙胆泻肝汤 1 剂。

【按语】本证系五志化火，气机逆乱，胃气上逆故卒喑；热蒙心神故呆滞；阳明火盛故日晡躁动、胡言乱语；热盛伤阴故大便干、口臭、舌苔黄；阳气被郁故手足欠温。取十宣、十井刺血以开闭泄热。用调胃承气以涤腑热，热邪得清，阳气得宣故病自愈。

病例 5：董某，男，56 岁。

病史：患者有高血压病史 10 年。平素工作紧张，近因煤气中毒而住院，在进行高压氧舱治疗时发生脑出血，神志昏迷，3 日后要求会诊。现神志昏迷，躁动不安，口噤，口臭，大便数日未行。

检查：面黄，脉弦数。血压 170/110mmHg。

治疗：针刺手十宣出血，给予潜阳降火、清热凉血、养阴顺气中药 1 剂。

复诊：次日大便已行，针手十井出血，中药同前，加安宫牛黄丸，早晚各 1 丸。

三诊：风火之势渐熄，针手十宣出血，加人中，针后神志转清，中药同前。

四诊：上述诸症消失，右半身不遂，舌质红少苔。证系余热未清、血瘀络阻，取手足十二针，以治偏瘫。

【按语】本证系五志过极，化火生风，气血并走于上发生中风。瘀血阻蔽神明故神昏；火扰神明故躁动；火盛生风故口噤；胃火上蒸故口臭；火盛伤阴故大便干。治宜开闭泄热，故用上法病势转危为安。

病例 6：梅某，男，60 岁。

病史：患者右半身麻木 3 年。3 年前病脑出血，经治疗现右半身麻木，手足麻木，胀甚，右手不能做精细动作，右下肢外侧痛，活动差。

检查：舌质红，苔中心黄，脉弦滑。血压 160/90mmHg。

治疗：针手足十宣出血，五脏俞加膈俞，督脉十一针，患肢取穴。经治疗手胀减轻，10 次后手足麻木减轻，出现知觉。后经治疗，能自己就诊，疼痛消失。

【按语】本证系瘀血阻络，气道不利。针十宣以开闭，气道得通故麻木逐渐减轻。

2. 体会

（1）"十宣"是常用的重要的经外奇穴。《千金要方》载十宣主治"邪病大唤，骂詈走……"此狂证也，刺十宣以泄热安神。该书又说："治卒忤死……"卒忤是一种消化系统病，症见呕吐、腹泻等，此病里见气机升降失常之吐泻，外见气机阻痹之手足欠温，刺十宣以开闭。《奇效良方》、《针灸大成》皆言十宣治乳蛾，用三棱针刺出血以泄热。《针灸集成》曰："肌肤温而病人自言寒冷不可忍者，是气不通也，即针十宣、八邪穴立效，一身同然。"此用以开闭之意更显。于书庄教授强调，使用十宣的体征是"手足逆冷"。手足逆冷古代称之为"厥"。但厥有阴厥、阳厥之分。阴厥非刺十宣所宜。而于书庄教授所治皆属阳厥范畴，有的因食物中毒、有的因气滞、有的因瘀血所致，故取十宣皆能奏效。

（2）治疗结果表明：①治疗病种虽然不同，然其病机则一。②十宣的主要作用是开闭泄热，故它绝不是仅治疗以上所述的这6种病，还包含很多疾病。凡是气机逆乱、阴阳之气不能顺接者皆能用之。如高热的"热深厥深"、胸痹的胸闷憋气、真心痛的手足逆冷等，刺十宣均有很大裨益。

第四章
针 法 探 究

　　针刺手法是针灸取效的重要因素。针刺手法取效的机理为何，是针灸界一直在探讨的问题。早在上世纪70年代，于书庄教授就对此进行了研究。在老一辈针灸家中，他是最先开展此项工作的。

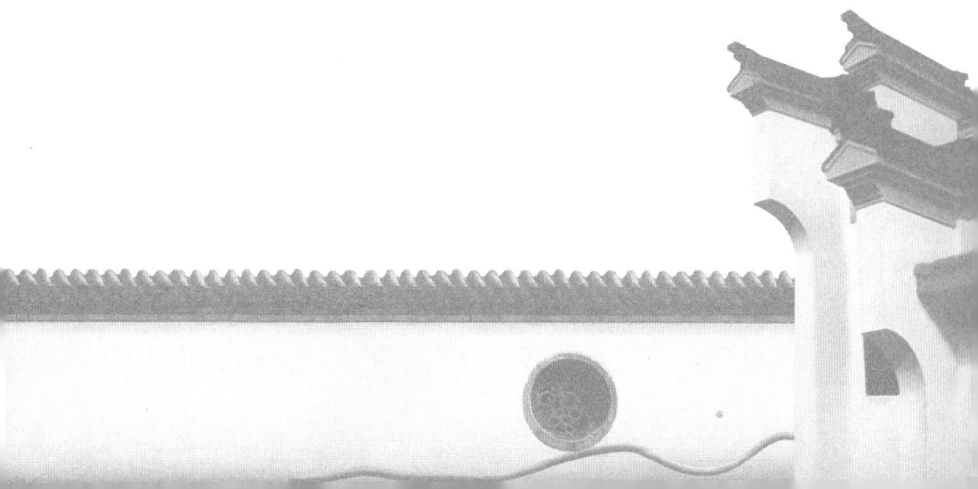

一、重视手法，探究本质

针刺手法，包括基本操作手法和补泻手法。《灵枢·根结》说："有余者泻之，不足者补之，此之谓也。"这说明补以扶正，泻以祛邪，补泻是两个概念，补泻手法的操作起着两种不同的作用。根据这种认识，补泻手法操作必须非常严格。但是，从历代文献对补泻手法操作的记载来看，有的并很不严格。如徐疾补泻，《灵枢·小针解》说："徐内而疾出（补）……疾内而徐出（泻）。"而《素问·针解》说："徐出针而疾按之（补）……疾出针而徐按之（泻）。"这样岂不互相矛盾？后世对"捻转补泻"的操作要求也莫衷一是。从《内经》至今已两千余年，在这漫长的年代里，针灸工作者就是运用这种极不严格的补泻手法，治疗各种虚实不同的疾病，不仅没有影响针刺的疗效，而且还未发现因补泻手法的不严格而造成差错事故，其理何在，难道不应该引起深思吗？

（一）针刺手法在针灸学中的地位

针灸学是由经络、穴位、刺灸术、治疗四部分组成的。针灸疗效的取得是多种因素综合作用的结果（包括不同穴位、不同治法、不同针刺手法以及机体机能应答反应），并非某一因素起主要作用，更不是无条件的。假若无针刺手法这一条件，则不能激发经气，发挥针灸应有的调和气血、通其经脉和祛邪扶正的治疗作用。所以说针刺手法是形成针灸学的重要组成部分，在临床治疗中占有重要地位。

（二）对古代针刺手法的剖析

1. 古人创立针刺手法和针刺补泻的目的

《金针赋》说："观夫针道，捷法最奇，须要明于补泻，方可起于倾危。"《标幽赋》云:"左手重而多按,欲令气散,右手轻而徐入,不痛之因。"这说明其目的有二:一是欲提高针刺治病效果;二是欲减轻患者刺痛。历代医家就是在这个原则指导下,创立了多种针刺手法。

2. 古人创立针刺补泻手法的理论根据

《金针赋》说"针分八法,不离阴阳",说明古人创立的各种针刺补泻手法的操作,是以阴阳学说为其理论根据的。如左为阳、右为阴,故左捻顺阳为补、右转逆阳为泻。又如九数属阳、六数属阴,故左捻九为补、右捻六为泻。其他皆然。

3. 从捻转补泻的演变论手法操作的不严格性

捻转补泻是最常用的一种补泻手法。其区别补泻的手法操作在于左转、右转。如《标幽赋》说:"动退空歇,迎夺右而泻凉,推内进搓,随济左而补暖。"这是依据左为阳、右为阴,顺阳为补、逆阳为泻的理论制订的。以后依据阴阳学说的推论,则捻转补泻的手法操作出现了互相矛盾的演变。如《金针赋》提出:男为阳,女为阴;午前为阳,午后为阴;胸腹为阴,腰背为阳。所以《金针赋》提出的捻转手法是:阳性(男)、阳时(午前)、阳位(腰背)以左转为补,右转为泻;阴性(女)、阴时(午后)、阴位(胸腹)则以右转为补,左转为泻。从而出现了属阴者右捻顺阴为补,左捻逆阳为泻。《南丰李氏补泻》又提出"手为阳,足为阴"以及"左手阳经为阳中之阳,左手阴经为阳中之阴"的说法,由此愈分愈细,使后人无所遵循。于书庄教授通过对《标幽赋》、《金针赋》、《南丰李氏补泻》中捻转补泻手法操作的统计,以《标幽赋》左转为补、右转为泻的观点作为标准,结果符合者占一半、不符合者占一半。如果左转真的起着补的作用、右转起着泻的作用,则这种互相矛盾的操作是绝对不允许的。因此说,古人以左右、男女、午前午后、腰腹、手足阴阳经、左转、右转等来区分针刺补泻的手法操作,与针刺治疗作用的关系并不大，而捻转提插手法操作才与针刺效果有直接关系。因为通过针刺捻转提插手法可以激发经气，从而调动机体本身所固有的调节功能。因此，他提出，应重新探索如何结合临床应用针刺基本操作手法，根据具体病情、具体病人，给予最佳刺激量，以进一步提高针刺治病的效果。

（三）论针刺手法的本质

总结古代文献，结合个人临床体验，于书庄教授认为：针刺手法取得治病的效果，是由不同性质的针感（气）、针感的强度以及针刺的深度三个因素决定的。《灵枢·九针十二原》提出："刺之要，气至而有效。"实践证明，气（针感）的性质是多样的，一般针感有酸、胀、痛、麻、触电、抽搐、凉、热等几种，这些不同性质的针感，可对患者产生不同的疗效。因此，在针刺时必须根据病情的虚实寒热、病程的久暂、病人体质的强弱、个体对针刺的敏感程度以及根据某种病的不同时期，寻找适宜的针感，给予适当的强度，这是针刺手法取得治病效果的关键。所以说，具有随意获得各种针感以及控制针感的能力，的确是一项高水平的操作技术。如何根据患者的病情、体质和疾病的不同时期选择最佳针感，则是一项新的课题。于是于教授就针感的性质、强度及针刺手法和适应证进行了探讨。

1. 不同性质的针感及其适应证

（1）酸胀感

这是临床上最多见的一种针感，并且经常混合出现。柔和的酸胀感，适用于虚证（气虚、血虚、阳虚）、慢性病以及体质虚弱的病人。运用这种针感治疗虚证，针后病人反应感觉舒适良好。

（2）麻、触电感

这种针感比较强烈，适用于实证、急性病以及体质壮实的病人。例如，针刺环跳寻找触电感并感传到足，对治疗癔病性瘫痪、干性坐骨神经痛是很适宜的。

（3）热感

此针感适用于寒证，包括寒湿证、风寒证以及虚寒证。如临床治疗寒湿痹证、寒湿腹泻、面神经麻痹后遗症的风寒证以及神经麻痹和肌肉萎缩等退行性病变，常要求针下出现热感。

（4）凉感

此针感适用于热证，包括风热证、毒热证、火热证、燥热证等。如治疗外感风热的感冒、咳嗽、咽喉痛，风火、胃火牙痛，肝郁化火的高血压，偏头痛等热邪偏盛的病证，常要求针下出现凉感。

（5）抽搐感

此针感适用于内脏下垂疾病，如胃下垂、子宫下垂等。内脏下垂属于中气不足、气虚下陷证。抽搐感属于一种比较强烈的针感，说明治疗气虚证，不仅仅使用柔和的针感。

（6）痛感

在针刺四肢、躯干部位的穴位时常出现痛感，这不是医生主观寻找的针感，一般针刺时遇到痛感是可以排除的。但是，临床治疗神志昏迷的闭证、癔病性神志错乱等，常需得到痛感。

2. 不同强度的针感及其适应证

针感的强度是由针刺手法操作的指力、针刺的深浅、针刺手法操作持续的时间以及个体对针刺的敏感程度等决定的。

一般来讲，强度大的针感，适用于急性病、实证和体质壮实的患者；柔和的针感适用于慢性病、虚证和体质虚弱的患者。

3. 针刺的深浅及其适应证

对针刺深浅，《灵枢·官针》记载"毛刺"治疗浮痹、"输刺"治疗骨痹。这就是根据病位的深浅来决定针刺的深度。

4. 影响针感的几个因素

（1）与病情的关系

实践证明，虚寒证的患者易获热感；而实热证的患者易获凉感。

（2）与针刺部位的关系

酸胀感可见于任何部位，但尤以针尖在人部易获酸胀感。针尖刺到运动点时，易获抽搐感。使用搓法易获抽搐感。麻感、触电感是针刺入神经干或其分支时产生的。气至病所是刺中经络时产生的。

（3）与针刺徐疾的关系

"推而内之"，慢慢进针，易获热感。"动而伸之"，慢慢退针，易获凉感。若使用"烧山火"、"透天凉"的操作方法亦可。

（4）与个体差异的关系

针刺敏感者易获各种针感；针刺不敏感者获取热感、凉感是不容易的。

总之，"刺之要，气至而有效"是针刺治病的本质。

5. 行气法的手法操作

于书庄教授自1977年开始在临床上使用行气法，也因此提高了针灸治病的效果。

（1）行气法

①针刺捻转、震颤法：即进针得气后，使用小幅度捻转、震颤，辅以循经摄切法，以达到催气、得气、行气的目的。

②施术者按压激发法：即进针得气后，施术者将中、无名指放在针柄下，食指压在针柄上，针尖朝向病所，按压力量根据受针者敏感程度而定，辅以循经叩击法。

③患者自己按压激发法：即进针得气后，将患者中指、无名指放在针柄下，食指放在针柄上按压，针尖朝向病所，施术者辅以循经叩击。

（2）得气

① 轻度得气：即患者自觉针下有酸、麻、胀感；施术者手下并不感觉沉紧。

② 中度得气：即患者自觉针下酸、麻、胀感明显；施术者手下感到沉紧。

③ 重度得气：即患者不仅自觉针下酸、麻、胀感明显，而且感到针的周围肌肉抽动；施术者不仅感到针下沉紧，而且可以看到针的附近肌肉抽动或沿经抽动。《难经》云"其气之来，如动脉之状"，就是形容这种得气的表现。

二、针刺法、刺血法、艾灸法、火针法的治疗作用及其配合应用

《灵枢·官针》说："九针之宜，各有所为，长短大小，各有所施也。不得其用，病弗能移。疾浅针深，内伤良肉，皮肤为痈；病深针浅，病气不泻，支为大脓。病小针大，气泻太甚，疾必为害；病大针小，气不泄泻，亦复为败。失针之宜，大者泻，小者不移……"可见针灸的治疗效果是综合因素发生作用的结果，而不是单一因素发生作用的结果。不同的针具、不同的治疗方法确有其不同的治疗作用和适应证。于书庄教授一再强调，若不对此进行深入的研究和总结并掌握其应用规律，是不能收到良好治疗效果的。他通过大量的临床实践，将自己的体会进行了分析和总结。

（一）针刺法、刺血法、艾灸法、火针法的治疗作用

1. 针刺法的治疗作用

针刺法，系指毫针针刺法。毫针针刺法具有补虚（补气、补血、补阴、补阳）、泻实（解表、缓下、和解、消导、化痰、散

结）、清热、温寒、升清降浊、行血祛瘀、通经活络等作用，故针刺法在针灸临床上应用最广，是针灸治疗方法的主体。

2. 刺血法的治疗作用

刺血法，即络刺法。它是以三棱针刺破人体特定部位的络脉或穴位，放出适量的血液来达到治病目的的一种治疗方法。

刺血法主要有泄热降火和行血祛瘀两大治疗作用，通过泄热降火和行血祛瘀，又相应产生退热、止痛、解毒、止痒、消肿、治麻、止吐、止泻、急救、息风解痉等功效。

泄热降火，适用于外感风热、暑热、燥热、毒热、热极生风、热深厥深、积滞化热以及五志化火、气火上逆的实火证。

行血祛瘀，适用于寒凝血瘀的痹证、气血壅滞的肿胀、气滞血瘀的疼痛等血液运行受阻的血瘀证。

刺血法的泄热降火和行血祛瘀的作用强于针刺法。

3. 艾灸法的治疗作用

艾灸法，属于温法。它具有温补阳气、温散风寒、温化寒湿、温散血肿以及温通经脉的作用。适用于阳虚火衰、亡阳、寒湿、虚寒、寒邪偏盛的痛痹、劳损以及扭伤、挫伤的血肿等。

艾灸法的助阳散寒和温通经脉的作用强于针刺法。

4. 火针法的治疗作用

火针法，亦属于温法，但与艾灸法尚有区别。火针法除具有温散寒邪、温化寒湿、温通经脉的作用外，还用于经筋病的疼痛、转筋的寒湿证以及用于阴疽（瘰疬）以散结或排脓和治疗腱鞘囊肿等。其与艾灸法在临床应用的区别是：如回阳固脱，宜用灸法而不用火针；如欲治疗阴疽以排脓或治疗腱鞘囊肿以排液，只能用火针点刺而不用灸法。这就是二者各自的独特之处。

（二）针刺法、刺血法、艾灸法、火针法的配合应用

在针灸临床上，有一法独用者，有两法或三法并用者。其选

择应用的原则，是根据疾病的虚实寒热以及病情的轻重，结合不同的治疗原则和不同的治疗目的决定的。

1. 针刺与艾灸并用

针刺法在针灸临床上的应用最为广泛，但针刺法的助阳温寒作用次于艾灸法。因此，治疗一些气虚、阳虚的轻症时，可以单独使用针刺热补法。但在治疗较重症时，则应针刺与艾灸并用，以增强其助阳的作用。如治疗寒证，寒湿证较轻者，可独用针刺热补法；对于沉寒痼冷、寒凝血瘀、痰饮内停之证，则应针刺与艾灸并用，以增强温散寒邪、温化痰饮、温通经脉的作用。至于火针与艾灸的选用，火针主要用于寒痹（经筋病）以及消散阴疽等，而艾灸既可用于经筋病，同时还用于脏腑病的虚寒证。

2. 针刺与刺血并用

针刺法泄热降火、行血祛瘀的作用逊于刺血法。因此，在临床上治疗热邪或经络瘀阻的轻者，可以独用针刺法；若火热、毒热以及经络瘀阻重者，则应针刺与刺血并用，以增强泄热降火、行血祛瘀的作用。

刺血法适用于实火证，虚火证只宜针刺，刺血是不相宜的。

3. 针刺、刺血、艾灸三法并用

针刺、刺血、艾灸三法并用，或交替使用，在临证时主要用于寒凝血瘀证。如慢性腰腿痛，若委中怒张，或出现血络则可刺络出血，以行血祛瘀；灸肾俞以温散寒邪；针刺环跳、阳陵泉等穴以温通经脉。如治疗漏肩风属于寒凝血瘀证，用火针点刺局部以痛为输；若感憋胀疼痛，可刺井穴出血以行血祛瘀；根据病属何经选用条口透承山、飞扬、绝骨等穴针刺之。

三、徐疾补泻手法所致凉热针感出现率的研究

针刺手法是针灸学的重要组成部分，它直接关系到针刺疗

效，自古以来深受针灸界的重视。根据《素问·针解》中"刺虚则实之者，针下热也，气实乃热也，满而泄之者，针下寒也，气虚乃寒也"以及《金针赋》的"补者直须热至，泻者务待寒侵"，采用"徐疾补泻法"寻找凉热不同性质的针感，用以治疗热证、虚证及寒证。

（一）徐疾补泻法的具体操作

本法以《灵枢·小针解》的记载来操作。"徐疾"的意义，一是指进针和出针的速度有快有慢；二是包括运用指力的轻重和持续时间的长短。

具体操作如下：

1. "徐内"，要求针刺速度慢，但下按的指力要重，达到预期深度所需的时间也就必然长（1~2分钟）；"疾出"，要求提针的速度快，但上提的力量要轻，由深部到退出皮肤所需要的时间必然也短。这种操作是求针下出现热感的有效方法，故曰补法。在治疗各种疾病中，针刺热补法、针刺热手法，皆指此法而言。

2. "疾内"，要求针刺速度快，下按的指力要轻，达到预期深度所需要的时间要短；"徐出"，要求提针的速度慢，上提的指力要重，由深部到退出皮肤所需要的时间要长（1~2分钟）。这样操作是求针下出现凉感的有效方法，故曰泻法。在治疗各种疾病中，针刺凉泻法、针刺凉手法，皆指此法而言。

（二）凉、热针感出现率的观察

于书庄教授共统计95例，33个病种，每例最多统计2次，计185穴次。其中使用补法175穴次，出现热感者162穴次，占92.5%；未出现热感者13穴次，占7.5%。使用泻法10穴次，出现凉感者4穴次，未出现凉感者6穴次。结果表明凉手法使用率及成功率皆低于热手法。

（三）出现热、凉针感所需时间及范围

于教授统计 166 穴次，在施行手法 2 分钟以内出现热、凉针感的 120 穴次，占 78％；在 2 分钟以上出现者 44 穴次，占 22％。其中，时间最短者为 1 分钟，最长者为 5 分钟，一般在 1~2 分钟之间。

热、凉针感出现在针下及针周围者 140 穴次，占 84.3％。循经出现 11 穴次，如针刺申脉沿经到肩、针刺合谷沿经到齿龈等。针感出现在局部及邻近者 15 穴次，如针翳风针感到咽、口唇等。全身出现热感者 2 穴次。

不论补法或泻法乃至平补平泻法，均对机体有调整作用，不过作用有大小之别。补法对于虚证，泻法对于实证，针对性强、作用大。因此，针灸临床应重视补泻手法，寻求凉热不同的针感，用以治疗虚证、热证和寒证。

四、针刺手法激发循经感传的研究

"气至病所"是提高针刺治病和针麻临床效果的重要条件之一。显性感传的出现是研究循经感传规律性的基础。因此，于书庄教授对针刺手法激发感传促使隐性感传转化为显性感传进行了研究。

（一）方法

1. 激发对象

该对象为针灸门诊面肌痉挛病人，性别、年龄不限。

2. 激发的穴位和例数

共激发 45 例（原发性面肌痉挛 38 例，继发性者 7 例），1641 人次。激发的穴位为合谷、列缺、外关、养老等 11 个穴位。

45 例中，男性 21 例，女性 24 例；年龄最小者 7 岁，最大者 65 岁。其中 30~50 岁者 34 例，占 75.5％。曾对部分病例在激发前测试循经感传，其中大多数人感传不显著，但感传不显著者中又大多可出现隐性感传。

3. 激发的方法

运用传统的针刺方法，包括小幅度捻转、震颤、循摄法等。以达到催气、得气、行气的目的。在操作过程中，要注意以下事项：

（1）环境宜安静。患者要宽衣解带，闭目调息，身心放松，精神集中，仔细体察针感，随时回答施术者的提问。施术者要聚精会神，认真操作。

（2）针下得气要以轻度或中度得气为宜。重度得气对行气法是不适宜的。所谓轻度得气，即患者自觉针下酸、麻、胀，施术者手下并不感觉沉紧；中度得气，患者自觉针下酸、麻、胀感明显，施术者手下感到沉紧；重度得气，患者不仅感到针下酸、麻、胀感明显，而且感到针的周围肌肉抽动，施术者不仅感到针下沉紧，而且可以看到针附近的肌肉抽动或沿经的肌肉跳动。《难经》说的"其气之来，如动脉之状"，就是形容这种得气的表现。

（3）得气之后要察气。如针刺合谷，患者感觉疼痛，或针感到食指、拇指、手心或小指等，都应从针刺的深浅、方向等方面进行调整，直至患者仅感针下酸、麻、胀、热或针感沿经上行时，再继续捻转、震颤 30 分钟，则经气易至病所。

（4）对于气至关节不能通过时，首先采用继续激发的方法，继而采用循经摄切的方法，往往可以帮助经气通过关节。

（二）结果

1. 激发前后的感传情况

45 例中，运用一般针刺手法进针得气后，针感限于局部者

43 例，占 95.5%；传感到达肩部者仅 2 例，占 4.5%。经过激发性刺激 30 分钟后，针感限于局部者 10 例，占 22.2%；出现不同程度感传者 35 例，占 77.8%。见表 4-1。

表 4-1　　　　　　　　激发前后的感传出现情况

	95%置信区间（%）				
	局部	腕关节	肘关节	肩关节	全经
激发前	86~100（43）	0~7（0）	0~7（0）	0~14（2）	0~7（0）
激发30分钟	12~36（10）	1~17（3）	23~50（16）	10~34（9）	7~29（7）

2. 激发次数与结果的关系

由于治疗期长短不一，激发次数多少亦不同，激发次数最少者 5 次，最多者 129 次，平均为 36.4 次。随着激发次数的增多，显性感传的出现率也增高，传程越来越长。首次激发、治疗期中及治疗期末的情况见表 4-2。

表 4-2　　　　　　　　激发次数与感传出现情况的关系

	95%置信区间（%）				
	局部	腕关节	肘关节	肩关节	全经
首次激发	12~36（10）	1~17（3）	23~50（16）	10~34（9）	7~29（7）
期中激发	5~24（5）	0~11（1）	10~34（9）	13~38（11）	28~57（19）
期末激发	2~19（4）	0~7（0）	2~19（4）	15~41（12）	41~70（25）

3. 显性感传的传程与针刺疗效的关系

45 例中，病程在半年以内的 14 例，其余的 31 例病程在 6 个月至 16 年之间。这些病人均为久经一般针刺、电针、维生素 B_{12}

穴位注射以及中西药治疗无效者。31 例中应用本法取得比较满意效果者占 60.8％，总有效率为 83.8％。其激发后出现感传的传程与临床疗效的情况见表 4-3。

表 4-3　　　　　　　　31 例感传传程与疗效关系

感传传程	近控	显效	好转	无效
局部	—	—	—	2
腕关节	—	—	1	1
肘关节	—	1	2	—
肩关节	2	1	1	—
全经	6	9	3	2

4. 循经感传的稳定性

激发过程中，循经感传的情况是不同的，分析其中 28 例的特点，可分为以下两大类：

（1）重复性强、传导速度徐缓、经气不易丢失者，这种感传称之为"稳定性循经感传"。28 例中有 24 例，占 85.7％。

（2）重复性差、传导速度快、经气易丢失者，这种感传称之为"不稳定性感传"。28 例中有 4 例，占 14.3％。《素问·针解》中的"经气已至，慎守勿失"，就是指这种感传而言。

（三）讨论

运用本法，由于注意"治神"和采用柔和、持久、多次激发的操作方法，故显性感传的出现率达 82.1％，稳定性循经感传者达 85.7％，提高了顽固性面肌痉挛的临床效果。

1. "治神"是促进经气运行的重要因素

《素问·宝命全形论》记载"凡刺之真，必先治神"，就是讲在进针之前，必须首先治理施术者和患者的神气，这是针刺取效的重要条件。

治神的目的，《素问·针解》说："制其神，令气易行。"治神的方法，书中记载很多，归纳起来，主要是要求施术者和患者都要聚精会神、专心一意地进行手法操作和体察针感。《素问·针解》对施术者在针刺过程的要求是："如临深渊者，不敢惰也。手如握虎者，欲其壮也。神无营于众物者，静志观病人，无左右视也。"要求施术者制约患者神气的方法是："必正其神者，欲瞻病人目，制其神，令气易行也。"另外，安静的环境对于治神也是一个重要条件。

2. 柔和、持久、多次的刺激是行气法的特征

行气法是使经气从刺激点开始沿经到达病所的一种针刺手法。这种手法与一般临床治疗的手法不同，它是以柔和、持久、多次激发、针后患者感到舒适为特征的一种手法。柔和是指在催气、得气、行气或气至病所时施术者的操作都需要柔和，使患者针刺局部没有任何不适感。典型患者主诉：当针刺局部的感觉适宜时，病变部位的感觉则明显；当针刺局部的感觉重时，病变部位的感觉反而减弱或消失。持久是指捻转或震颤的时间要长，一般以30分钟为宜。多次是指循经感传的出现，有的需多次激发才能出现。因此，在临床上对于首次激发30分钟后仍未出现感传者，则应再次或多次激发。

3. "气至而有效"是一个客观规律

"气至而有效"是《内经》对针刺治病的总结。前文45例面肌痉挛患者，病程在半年以内的14例除外，其余31例病程均在半年以上至16年之间，都是久经一般针刺及中西药物治疗无效者。对于这种顽固性疾病，应用本法近控8例，占25.8%；显效11例，占35.5%；好转7例，占22.6%；无效5例，占16.1%；总有效率为83.8%。通过实验说明，激发产生感传的行气法优于一般针刺手法，这与《内经》所说"刺之要，气至而有效"的论点一致。

五、"气至病所"法对提高针刺疗效的研究

"气至病所"是指经气自激发点（肘膝以下穴位）开始沿经到达病所的一种针刺疗法，是提高针灸疗效和针麻效果的重要因素之一，是研究循经感传的基础。

（一）激发方法的研究和演进

1. 观察对象

在针灸门诊中随机选择面肌痉挛、周围性面神经麻痹等 13个病种的患者，共对 260 例进行了观察，性别及年龄不限。

2. 激发的穴位及次数

合谷穴 1693 人次，外关穴 469 人次，列缺穴 223 人次，养老穴 154 人次，共 15 个穴位，2573 人次。

3. 激发的方法

开始采用"捻转"、"震颤"、"循摄"法，继而采用按压法。从施术者激发到机械激发，从施术者按压激发到患者按压激发。激发时间，始则 60 分钟，继而改为 30 分钟以及 15 分钟。

（1）捻转、震颤、循摄法

操作要点为：施术者、患者双方采取适宜体位，令患者宽衣解带，闭目调息，精神集中，仔细体察经气传导的情况；施术者要聚精会神地认真操作。进针得气以中度或轻度为宜，重度得气是不相宜的。得气后要排除非应至之气，然后继续使用捻转、震颤法以行气。激发时间，始则 60 分钟，继而改为 30 分钟。

本法共激发 1558 人次。经气传导总出现率为 90.81%，气至病所出现率为 56.4%。

（2）针刺手法仪

针刺手法仪能将电能转成机械能，模拟震颤手法，频率为80~120次／分。待进针催气、得气、察气后，将机械手夹在针柄上，激发时间为30分钟。

本法共激发195人次，经气传导的总出现率为66.7％，气至病所出现率为4.1％。

（3）按压激发

按压激发的操作：待进针催气、得气、察气后，施术者或患者将中指、无名指放在针柄下，食指放在针柄上按压，按压的力量根据患者敏感程度而定。

采用本法，施术者按压激发516人次，经气传导总出现率为99.68％，气至病所出现率为55.10％。患者自己按压激发304人次，经气传导总出现率为89％，气至病所出现率为51.6％。

（二）病所反应及客观指标的研究

在临证过程中观察到气至病所（如面部）后，多数患者自觉面部发热，出现面部发红、流泪等现象。为了证实气至病所的客观性，以皮肤温度为指标进行了两种方法的测试。

1. 多穴法

测试治疗组和对照组共36例，55人次。观察方法：对照组10例不予扎针，治疗组26例除选取足三里、阳陵泉、三阴交、百会、风府穴外，一律取合谷穴施以行气后，测试迎香、足三里穴皮肤温度变化。行气法的操作，采用捻转、震颤、循摄法。

（1）实验条件

受试者进入实验室一律休息15~20分钟，室温维持在20℃～22℃之间，然后安静卧床，用半导体点温计测试病所对侧迎香穴温度及足三里穴的温度，将其作为基础温度，以后隔15分钟、30分钟各测试1次温度，并求出其温度差记录之。

（2）实验结果

两组相比，针刺迎香穴 15 分钟后，对照组的温度是下降的，行气法组是升高的，$P<0.005$；30 分钟后相比，$P<0.001$，两组有非常显著的差异。针足三里穴 15 分钟后，对照组平均下降 1.2℃，行气法组平均下降为 0.23℃，$P<0.001$；30 分钟后，对照组平均下降 1.86℃，行气组平均下降 0.65℃，$P<0.001$，两组同样有非常显著的差异。

2. 一穴法

测试治疗组和对照组 30 例，30 人次。观察方法：对照组 10 例不予扎针，治疗组 20 例只取合谷一穴，施以行气法后，测试病所及病所对侧（左右口角旁 3cm 处），曲池穴及曲池穴内侧 1.5cm 处的温度。

（1）实验条件

实验室有空调设备，控制各次实验的实验室温差不得超过 0.5℃。受试者进入实验室，在夏、冬季节休息 30~40 分钟，秋、春季节休息 15 分钟左右。休息后测试腋下体温，然后安静卧床，用半导体点温计测试病所及病所对侧，曲池穴及其内侧 1.5cm 处的温度，作为基础温度，各点测试 1 分钟。以后待气至病所后以及起针 20 分钟时各测试 1 次温度，并求出温度差记录之。再测试体温。30 例共测试 360 点次。

（2）实验结果

针前与气至病所后相比，病所温度升高，$P<0.001$；起针后 20 分钟温度仍高，$P<0.01$，两者都有显著差异。而对照组的温度变化没有意义，$P>0.1$。

针前与气至病所后相比，病所对侧的温度亦升高，$P<0.01$；起针后 20 分钟温度仍高，$P<0.05$，两者亦有显著差异。对照组病所对侧的温度变化没有意义，$P>0.1$。

针前与气至病所后、起针后 20 分钟相比，曲池穴温度下降，但没有统计学意义，$P>0.05$。对照组的温度亦下降，同样没有意义，分别为 $P>0.1$ 和 $P>0.05$。只有曲池穴内侧 1.5cm 处，气至病所后温度下降，$P<0.05$；起针后 20 分钟温度变化无意义，$P>0.05$。对照组的温度变化没有意义，分别为 $P>0.1$ 和 $P>0.01$。

针前测试体温 20 例，测试 20 人次，针前体温平均为 36.35℃；起针后测试体温 20 例，测试 20 人次，起针后体温平均为 36.42℃，两者相比 $P>0.5$。

实验结果表明，激发经气、气至病所的温度变化是循经性的，对于整体的温度变化未见有明显影响。同时表明，治疗面部疾病用左、右侧合谷穴，皆有治疗意义。

（三）行气法对提高针灸疗效的观察

该实验运用行气法治疗面肌痉挛 99 例，并以中药、西药、针灸治疗的 43 例作为对照组。

1. 观察方法要点

在针灸门诊中随机选择面肌痉挛者 99 例，每次治疗均用行气法激发一穴，如合谷、列缺、外关、养老穴等。对照组，在初诊时均详细询问以往接受何种治疗、治疗时间以及治疗效果，详细记录作为对照。

2. 结果

（1）近期疗效

控制：行气组 15 例，对照组 2 例；显效：行气组 26 例，对照组 0 例；好转：行气组 41 例，对照组 8 例；无效：行气组 17 例，对照组 33 例；有效率：行气组 82.80%，对照组 23.20%。

（2）远期疗效

本组 99 例患者中，停止治疗一个月至两年半。通过随访 32 例，其中复发者 2 例，复发率为 6.3%，其余 30 例均维持在停止治疗时的水平。对照组的 43 例中有 35 例复发，复发率 81.4%。

结果表明，无论近期疗效还是远期疗效，通过采用行气法使经气到达病所的疗效，对提高临床治疗效果有重要意义。

六、影响经气传导的因素

于书庄教授对 114 例面神经麻痹和面肌痉挛患者的治疗进行了观察。

（一）个体差异性对经气传导的影响

114 例均由操作技术熟练者操作，故而表明个体差异性是影响经气传导的重要内在因素，见表 4-4。

表 4-4   114 例经气传导出现情况

出现情况	不出现	数次后出现	先短后长或先长后短	时有时无	针后即现
例数	1	4	42	5	62

（二）机械压迫对经气传导的影响

1. 显性感传

选择 10 例气至病所的受试者进行压迫阻滞实验，每例均分 3 个实验日进行。每个实验日均用常规手法针刺，待经气传导到病所后，用检查隐性感传线的方法叩击，确定其传导的确切位置，然后用带有刻度的弹簧压力棒在经气传导的路线上加压，观察压迫的效果，记录压迫的数值。弹簧棒与体表接触部分的直径为 1.2cm，压力则按克每平方厘米计算，同时用秒表记录开始加压到传导被阻滞所需的时间，以及解除压迫后经气传导恢复的时间。在 3 个实验日中，均以按压经内、外 2cm 处作为对照。其结果见表 4-5。

表 4-5 机械压迫对经气传导的影响

压迫结果	感传线上	感传线内	感传线外
完全阻滞	49	6	12
不完全阻滞	7	15	14
不能阻滞	0	15	14
完全阻滞率	87.50%	16.50%	30%

2. 隐性感传

选择 10 例隐性感传显著者进行机械压迫阻滞实验。其要点：以适当强度的电脉冲（每秒 10 次）刺激商阳穴，5 分钟后测出隐性感传线；用带有橡皮塞套头（直径 1cm）的弹簧压力计在沿经的一定部位（如温溜穴）的皮肤上施加压力，在压迫部位的远端用小型叩诊锤叩击该经多水平垂直线时，观察隐性感传阳性反应点的感觉变化；再以同样重量的压力施于隐性感传线两侧 2~3cm 部位，进行对比。其结果见表 4-6。

表 4-6 隐性感传压迫阻滞结果

	完全阻滞		不完全阻滞		无影响	
	次数	%	次数	%	次数	%
经线上	104	70	36	24	9	6
经外 2~3cm	11	11.3	43	44.3	43	44.3
经内 2~3cm	0	0	6	46	7	54

在部分实验中观察了不同重量压迫对感传的影响。结果表明，产生阻滞发生的压力阈值在150~250g；低于150g，只能产生部分阻滞。两个实验结果表明，在从50~150g的逐渐加压过程中，阻滞发生从不完全到完全；而在减压过程中，阻滞从完全到解除。

显性感传（显性气至病所）和隐性感传（隐性气至病所）的实验结果表明，机械压力是能够阻滞经气运行的。

（三）施术者操作熟练程度对经气传导的影响

该实验共激发3800人次，由于施术者掌握操作熟练程度不同，其结果也不同，见表4-7。

表4-7　　　　施术者情况对经气传导的影响

时间	施术者情况	激发次数	总出现率	气至病所率
1977年	认真、熟练	387	93.90%	56.60%
1978年	认真、熟练	982	85.94%	54.40%
1979年	认真、不熟练	1135	83.62%	31.80%
1980年	认真、不熟练	491	82.30%	11.40%
1981年	认真、熟练	189	92.60%	58.20%
1982年	认真、熟练	326	99.78%	50.60%
1983年	认真、熟练	290	99.58%	59.60%

上述结果表明，施术者操作熟练程度是经气传导的外在因素之一。

（四）针刺深度对经气传导的影响

在激发经气过程中共测试20例、104次外关穴的针刺深度。

其要点是：选择循经感传不显著者，运用捻转、震颤激发经气 30 分钟，记录循经感传出现的距离，同时以普通绘图尺测量传程最远时的针刺深度。即针前测量针体长度，再测定传程最远时的针体外露部分，最后以针体长度减去外露部分，即为欲测的针刺深度。

结果：20 例、104 次实验中，测得针刺外关穴深度的总和为 138.1cm，其中出现感传的最大深度为 3.14cm、最浅为 0.3cm，一般最容易出现感传的深度为 1.0~1.7cm，平均为 1.3cm，相当于外关穴平均厚度的 1/4（外关穴位区总周长为 346.5cm，平均为 16.5cm，平均厚度为 5.2cm）。

结果表明，在临床治疗中，人体的高矮胖瘦不一、一年四季经气浮沉各异，因此穴位深度也不能确定出一个固定标准，也就是说要求一个绝对的定量标准是不现实的。但是通过临床实践和实验可以看出，穴位的深度与穴位区的厚度确有明显的正相关关系。

七、"气至病所"前后温度变化的观察

该实验通过以皮肤温度、皮肤电阻为指标，对病所、沿经、经线内外的皮肤温度以及经线上皮肤电阻的变化的观察，以进一步证实"气至病所"后病所出现反应的客观性。

（一）临床资料

1.对象

临床随机选择周围性面神经麻痹者 17 例，面肌痉挛者 13 例。其中，男、女各 15 例，年龄最小者 24 岁，最大者 74 岁，31~60 岁者 25 例。

2. 方法

对照组 10 例不予针刺。治疗组 20 例施以行气法，只取合谷一穴（病侧）。

3. 行气法操作要点

进针前，要求受试者在行气法操作过程中身体放松，精神集中，仔细体察针感，随时回答施术者的提问。进针后，稍停片刻，然后采用小幅度捻转、震颤法催气。得气后，要排除非应至之气，得气以轻度或中度为宜。然后采用按压的方法行气。手法操作持续 20 分钟左右，若气至关节不能通过时，在继续按压激发经气的同时，采用沿经叩击的方法，以辅助经气通过关节。

4. 观测

（1）体温变化的测定

实验室有空调设备，将各次实验的室温控制在相差不超过 0.5℃。受试者进入实验室，在室温与气温相差悬殊的冬、夏季节休息 40 分钟；春、秋季休息 15 分钟，休息后测试腋下体温，然后安静仰卧，用半导体点温计测试病所、病所对侧（左右口角旁 3cm 处）、曲池穴及曲池穴内侧 1.5cm 处的温度，每点测试 1 分钟作为基础温度。以后待气至病所后以及起针后 20 分钟各测试 1 次温度，并求出温度差记录之。30 例共测试 360 点次。

（2）皮肤阻抗的测定

隐性感传皮肤阻抗的测定，系用 WQ6F30 型低频脉冲皮肤阻抗测试仪，其工作脉冲电压为 50～200V，频率为 30Hz。测定时受试者被激发的对侧手握参考电极，主试者手持探测电极，沿隐性循经感传线的垂直线以均匀速度和压力扫描探测，脉冲电压从 50V 逐渐上升，直到扫描线出现低阻抗点为止，低阻抗点在微安表上显示。在治疗组中，测试了 10 例次，每例均于激发前、气至病所后、起针后 20 分钟各测试 1 次。其结果表明：绝大多数低阻抗点与隐性感传线和激发感传线一致。

（二）结果

1.病所温度变化的结果，见表4-8。

表 4-8　　　　　　　　　　病所温度变化

时间	温度变化	气至病所				对照组			
		例数	温度	平均	统计学处理	例数	温度	平均	统计学处理
气至病所后	无变化	2	0℃	升高0.55℃	P<0.001	4	0℃	降低0.08℃	P>0.1
	升高	17	11.4℃			1	1.0℃		
	降低	1	0.4℃			5	1.8℃		
起针后20分钟	无变化	2	0℃	升高0.88℃	P<0.001	1	0℃	降低0.07℃	P>0.1
	升高	14	19℃			3	0.8℃		
	降低	4	1.4℃			6	1.5℃		

2.病所对侧温度变化的结果，见表4-9。

表 4-9　　　　　　　　　　病所对侧温度变化

时间	温度变化	气至病所				对照组			
		例数	温度	平均	统计学处理	例数	温度	平均	统计学处理
气至病所后	无变化	4	0℃	升高0.41℃	P<0.01	3	0℃	升高0.08℃	P>0.1
	升高	13	8.8℃			4	2.0℃		
	降低	3	0.6℃			3	1.2℃		
起针后20分钟	无变化	1	0℃	升高0.70℃	P<0.05	1	0℃	升高0.14℃	P>0.1
	升高	14	16.8℃			5	2.8℃		
	降低	5	2.7℃			4	1.4℃		

3.同侧曲池穴温度变化的结果，见表4-10。

表4-10　　　　　　　　　曲池穴温度变化

时间	温度变化	气至病所				对照组			
		例数	温度	平均	统计学处理	例数	温度	平均	统计学处理
气至病所后	无变化	1	0℃	降低0.44℃	P>0.05	1	0℃	降低0.30℃	P>0.1
	升高	7	3.7℃			2	1.7℃		
	降低	12	12.4℃			7	4.7℃		
起针后20分钟	无变化	7	0℃	降低0.9℃	P>0.05	1	0℃	降低0.51℃	P>0.05
	升高	4	5.2℃			2	1.1℃		
	降低	9	7.0℃			7	6.2℃		

4.同侧曲池穴内侧1.5cm处温度变化的结果，见表4-11。

表4-11　　　　　　　　曲池穴内侧1.5cm处温度变化

时间	温度变化	气至病所				对照组			
		例数	温度	平均	统计学处理	例数	温度	平均	统计学处理
气至病所后	无变化	2	0℃	降低0.38℃	P<0.05	0	0℃	降低0.32℃	P>0.1
	升高	5	1.8℃			4	1.0℃		
	降低	13	9.7℃			6	4.2℃		
起针后20分钟	无变化	4	0℃	降低0.09℃	P>0.05	1	0℃	降低0.46℃	P>0.01
	升高	3	5.0℃			1	0.4℃		
	降低	13	6.8℃			8	5.1℃		

5. 测试合谷穴针刺前病所温度 30 例，测试 30 人次，针前温度平均为 33.85℃；测试病所对侧温度 30 例，测试 30 人次，针前温度平均为 33.7℃；测试病侧曲池穴温度 30 例，测试 30 人次，针前温度平均为 33℃；测试曲池穴内侧 1.5cm 处温度 30 例，测试 30 人次，针前温度平均为 33.83℃。

6. 腋下体温变化的结果：测试合谷穴针前体温 20 例，测试 20 人次，针前温度平均为 36.35℃；测试起针后 20 分钟体温 20 例，测试 20 人次，起针后温度平均为 35.2℃。两者经统计学处理为 $P > 0.1$。

（三）讨论

1. 针前与气至病所后相比，病所的温度变化 $P < 0.001$，有显著差异；起针后 20 分钟与针前相比，病所的温度变化 $P < 0.05$，亦有显著差异。而对照组的病所温度变化是下降的，$P > 0.05$。从而说明：

（1）非针刺状态下与针刺（气至病所）状态下人体的温度变化不一样。周围性面神经麻痹及面肌痉挛患者，针刺合谷穴气至病所后，病所的温度是升高的。

（2）以针刺前后的温度对比表明气至病所后病所温度是升高的，合谷穴与面部之间是有经络相联系的。因此，病所温度变化是"气至病所"的一个客观指标。

（3）《素问·针解》说"刺虚则实之者，针下热也，气实乃热也。满而泄之者，针下寒也，气虚乃寒也"。这说明可通过针刺寻找针下热感和寒感用以治疗虚实不同性质的疾病。通过激发合谷穴的实验，测试病所温度升高，因此也揭示了"温度"是中医基础理论"气"的实质的一部分。

2. 针前与气至病所后相比，病所对侧的温度变化 $P < 0.01$；起针后 20 分钟与针前相比，病所对侧的温度变化 $P < 0.05$。从

而说明：

（1）《灵枢·经脉》记载的"大肠手阳明之脉，起于大指次指之端……还出挟口，交人中，左之右，右之左"是有客观根据的。

（2）临床治疗周围性面神经麻痹、面肌痉挛，取用病侧或对侧合谷穴都是有效的。

上述结果表明，针刺合谷穴施以行气法，待气至病所后，病所及病所对侧的温度是升高的，沿经的温度是下降的，对于体温是没有影响的。从而表明，气至病所的温度变化具有循经性。

第五章
临证治疗

　　于书庄教授是临床大家，对于中风、高血压、面瘫、面肌痉挛等临床常见病都有深入研究。对于一些临床疑难杂症，他也有自己的独特绝活。

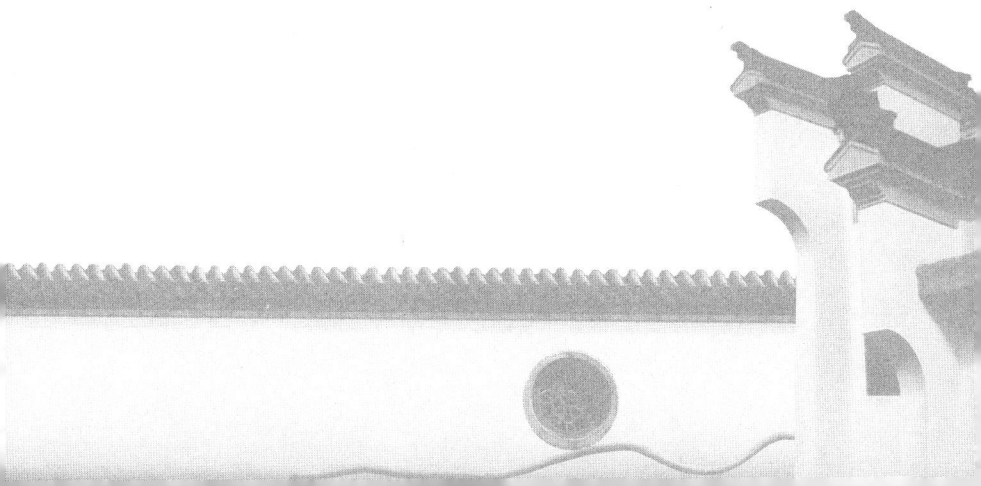

一、中风病的研究

（一）中风病病因证治

中风病属于脑血管病范畴。但中风病并不能包括所有的脑血管病，如椎-基底动脉供血不足则属于中医学的"眩晕"；假性球麻痹则属于"喉痹"；项强、四肢抽搐则属于"痉"；其他与脑血管病相关的发热、真心痛、呕血、癃闭、消渴等病，中医学亦不在中风病内论述。此外，中风病还包括脑血管病以外的疾病，如口眼歪斜以及颅脑占位性病变所致的半身不遂等。因此，治疗中风病不仅要研究由于中风所致的神昏、偏瘫、口喝舌歪、语言謇涩，同时还应研究与中风相关的疾病在治疗上的特殊性。

1. 病因病机

诱发本病的原因，一是"火"，二是"虚"。因为火盛伤阴（津液），阴伤则血液黏稠度增加，血液瘀滞，故而形成血栓；火盛迫血妄行，故而引起出血。"虚"，指气虚而言，因为气有推动作用。若人体气虚，推动血液运行之力不足，血流缓慢，故而多在休息（睡眠）时形成血栓。气有固摄作用，气虚则血失固摄，故而引起出血。"火"与"虚"引发之病皆可形成血瘀，出现由于血瘀痹阻不同经脉而致的肢体运动功能、感觉功能、语言的障碍等不同症状。

上述两个病因是在肝肾阴虚或气血亏虚、血府失濡（血管壁受损、管腔狭窄）的病理状态下发生的，故称"火"和"虚"为诱因。

风、痰不是直接诱发本病的原因，因为火盛则生风，故曰风是火派生的。痰，常人则无，因为饮食入胃生津化液，灌溉周身，故无痰也。痰之生成，一因五志化火，水谷精微为火煎灼，炼液成痰；二因脾失健运，聚湿成痰，故有"治痰不理脾胃，非其治也"的论断。所以说，风、痰是由火、虚派生的，而不是引发本病的直接诱因。

2. 急性期的辨证施治

急性期，即由发病至病情稳定这段期间。此期是治疗本病的关键，因为此期若治疗得当，急性期可以缩短，急性期愈短则病情愈轻，故而预后愈良。反之，若治疗失宜，此期可以延长，此期愈长则病情愈重，故而预后愈差。因此，医者必须遵循"急则治其标"的原则，辨证求因，集中力量消除其发病诱因，控制病情发展，这是急性期辨证施治的首要任务。

（1）火证

主症：除见不同程度的半身不遂、口㖞舌歪、语言不利外，必见面潮红、目赤、唇红而干、躁动不安、头痛眩晕、恶心呕吐、大便干、口臭、口苦、口干、舌燥、口噤、舌强、舌质绛红、苔黄干或黄腻、脉弦滑或弦数有力。

分析：火为阳邪，其性生风，故见面潮红、目赤、唇红。火扰神明，故躁动不安。火盛生风，故头痛眩晕。气机升降失常，故恶心呕吐。火盛伤阴，故见大便干、唇干、苔黄干、舌燥、口干。口噤、舌强，火盛生风之征也。其舌质、舌苔、脉象皆火热之象也。若大便干、口臭、苔黄干者，为足阳明胃火；头痛、眩晕、目赤、口苦，切其耳门、颔厌脉盛者，为肝胆之火；口噤、项强、头痛眩晕者，为肝火化风；舌强语謇，视其舌下静脉充盈者，为心火。若见神昏，则属闭证。

治法：潜阳降火、育阴顺气。治疗血栓，则加以活血化瘀；治疗出血，则佐以凉血止血。若见喉中痰鸣，则佐以清热化痰；若见风证，则加以息风。

针刺放血：①手十井（少商、商阳、中冲、关冲、少泽）。②手十宣。两组穴均用三棱针点刺放血，每日1次，两组穴交替取用。头痛眩晕甚者，百会、太阳交替取用，三棱针点刺放血。舌强、呕恶者，金津、玉液点刺放血。

针刺治疗：手足十二针，均取双侧，进针得气后，寻找较强的酸胀感。口噤，取颊车。喉痹，取翳风、完骨、风池，均取双侧，针尖向结喉深刺45~60mm，每穴捻转1~2分钟。

实践证明，放血法不仅适用于中脏腑的闭证，治疗中经络的实火证也确有卓效，起着泄热降火的作用。急性期者每日应该针刺2次，1次放血，1次针刺。一般放血2次，待火热渐熄、病势转危为安，即可停止放血，改为1日针刺2次。

中药治疗：

潜阳方：生石决明、生龙骨、生牡蛎、珍珠母、紫贝齿、生赭石等，用量宜重，每味不少于30g，先煎20分钟。

降火方一：大黄面、元明粉、甘草各10g，共研细末，分两次冲服。服1次后若腑气已通，大便已行，即可停服。

降火方二：龙胆泻肝丸12g，包煎。

降火方三：大黄、川连各10g煎服。

育阴方：生地、麦冬、元参、白芍之类。

顺气方：枳壳。

化痰方：蛤壳、胆星、天竺黄、条芩之类。

息风方：天麻、菊花、夏枯草、羚羊角、僵蚕、全虫之类。

治疗血栓之活血化瘀方：桃仁、红花、益母草。

治疗出血之凉血止血方：三七，大、小蓟，白茅根，侧柏炭之类。

若出血、缺血未确诊时，则暂时不用活血化瘀及凉血止血药，称为中性治疗。上述诸药应结合具体病情选择应用。

醒神开窍方：若见神志昏迷，加服安宫牛黄丸，上、下午各1丸，温开水送下，或鼻饲。

放血、针刺和潜阳降火、育阴顺气之药合用，可使火热之势速平，实为缩短急性期、控制病情发展之要法。

（2）虚证

主症：除见不同程度的半身不遂、口㖞舌歪、语言謇涩外，必见神疲懒言、气短乏力、语声低怯，或自汗，或四肢欠温，或纳呆，或尿频，或大便无力，或大便溏，或心悸失眠、面色黄或㿠白，舌体胖大、舌质淡、苔薄白、脉细弱或结代。若见神昏，多为脱证。

分析：虚，指气虚。气虚则见脏腑功能衰退的证候。

治法：补益正气。治疗血栓，加以活血化瘀；治疗出血，佐以止血。

针灸治疗：百会、人中、中脘、气海、足三里、内关、三阴交。气海针后加灸。喉痹取翳风、完骨、风池，手法同前。

急性期1日针灸2次，喉痹则上述两组穴交替取用。

中药治疗：治疗血栓，法以益气活血，方用补阳还五汤：黄芪、赤芍、川芎、归尾、地龙、桃仁、红花，甚者加人参。治疗出血，法以益气止血，方用人参归脾汤：人参、白术、黄芪、当归、甘草、茯神、远志、枣仁、木香、龙眼肉、生姜、大枣，加三七。两方均属于中性治疗方。

（3）虚火证

主症：除见不同程度的半身不遂、口㖞舌歪、语言不利外，伴有面色黄或萎黄或淡红、语声低微、神疲嗜睡、头痛头晕、小便频或失禁、大便干或排便无力、烦躁易怒、失眠多梦、心悸、肢麻、流涎、舌质红绛或红或暗红或嫩红，或见中裂，或见舌体瘦小，少苔、苔薄黄或见黄厚、黄厚腻，或见少津，脉弦或弦滑、弦细、弦细数。若见神昏，多为闭脱并见证。

既往史：经常有头晕头痛、耳鸣目糊、腰酸腿软、失眠多梦等症状。

分析：虚，指气虚、气阴两虚、肝肾阴虚、肾气虚而言。故本证除见脏腑功能不足症状外，其舌质红或红绛、舌苔黄或黄干、脉弦滑，均是火热之特征，也是诊断虚火证的根据。本证多在过劳以及郁怒、情绪激动等诱因作用下发病，且多于活动时发病。

治法：益气降火。治疗血栓，加以活血化瘀；治疗出血，加以凉血止血。

针刺治疗：曲池、阳陵泉、内关、合谷、足三里、三阴交，得气后取较强的酸胀针感。偏于气虚、气阴两虚者，加中脘、气海；偏于肝肾阴虚、肾气虚者，加关元；头痛头晕明显者，取百会、风池；火邪盛者，手十井放血。

中药治疗：治疗血栓，补阳还五汤加生地、丹皮、白芍、阿胶之类。

护理工作也十分重要，医者必须予以高度重视，只有医护互相配合，才能收到预期效果。

（二）泻法在中风病急性期的应用

由于中风病发病急骤、变化快，故如何控制其发展、缩短急性期，与病之预后有着非常密切的关系。为此，于书庄教授在诊疗过程中从中风病的病因病机入手，对于中风病的实火证，根据"实则泻之"、"热则清之"、"上病下取"的法则，使用泻法取得了良好的效果。

1. 泻法的指征及化裁

泻法具有荡涤肠胃积滞、清降火热的作用，但用之不当则易伤人之胃气及正气，故使用时应该严格掌握其适应证。使用泻法的主要指征是：便秘，大便数日不行，伴有口臭或口干舌燥，烦躁不安或嗜睡，或头痛头晕，面赤或面黄，舌苔黄干、黄厚或白厚，脉弦滑或弦数。若见腑实证，患者精神弱、面色黄、脉弦细或细数者，则宜佐以益气、育阴之法。

2. 泻法的具体应用

（1）运用针刺治疗

手十井、手十宣放血。每日 1 次，两组穴交替使用。头痛眩晕明显者或耳门动脉搏动明显者，加刺百会、太阳放血。舌强、恶心或呕吐者，加刺金津、玉液放血。针刺取穴：手足十二针，得气后寻找较强的酸胀针感。

井穴放血不仅用于治疗中脏腑的闭证，而且可治疗中经络的实火证，起着清热降火的作用。急性期 1 日针 2 次，1 次放血，1 次针刺手足十二针。一般放血 2 次，待风火之势渐平，病情稳定，即可停止放血，改为 1 日针刺 2 次，1 次取手足十二针，1 次随症取穴，如喉痹取翳风、完骨、风池等穴。

（2）运用中药治疗

降火以大黄粉、元明粉、甘草粉各 10g，分两次用开水冲服。中病即止，若不应加枳实 10g。降火药多与以下几法合用：①潜阳，常用生石决、生龙牡、紫贝齿、玳瑁、生赭石等。②育阴，常用生地、元参、麦冬等。③息风，常用天麻、菊花、全虫、僵蚕、钩藤等。④化痰，常用天竺黄、胆星、竹沥水等。⑤顺气，常用枳壳等。⑥出血性中风，加三七、大小蓟、侧柏炭、茅根等。⑦缺血性中风，加红花、桃仁、益母草等。

3. 病案举例

病例 1：王某，男，63 岁。

病史：患者于 8 年前午后出现头晕、恶心，呕吐 1 次，当时血压 180/110mmHg，自服降压药，呕吐消失；两天前头晕加重，视一为二，语言不清，双下肢无力、行路困难，服安宫牛黄丸 3 丸未效，于是住院治疗。既往患高血压病 20 年，冠心病十余年。

检查：形体较胖，面色红润，舌苔黄厚少津，脉弦滑。血压 150/100mmHg，右鼻唇沟浅，右指鼻试验（＋）。

辨证：肝阳上亢。

治法：平肝潜阳。

治疗：针刺风池、完骨、天柱、廉泉、合谷、通里、照海穴，金津、玉液放血。第二天上午针中冲放血，针风池、完骨、通里、照海 1 次。中药：菊花 10g，半夏 10g，天麻 6g，白术 10g，水煎 2 次服，每日 1 剂。消栓再造丸，每日 2 次，每次 1 丸。西药：肠溶阿司匹林 0.3g，1 日 3 次。

经过以上治疗病情未得控制，于当日下午病情加重。察病人，当时眩晕明显，烦躁不安，舌强语謇，复视，面赤，眼球水平、垂直震颤，苔黄干，脉滑。证系眩晕，治宜潜阳降火。即刺百会、手十井出血。

次日查房，自述昨日针刺后眩晕明显减轻，夜寐安，今晨未大便，苔黄干，脉弦滑。血压 170/110mmHg。针太阳、手十宣放血，针刺后血压 150/100mmHg。中药：大黄粉 10g，元明粉 10g，甘草粉 10g，分 2 次冲服，停用肠溶阿司匹林及消栓再造丸。经过治疗，病情得到控制。后改为针刺风池、完骨、曲池、合谷、阳陵泉、足三里等穴。中药改为潜阳清热、活血育阴之剂。诸症消失，痊愈出院。

病例 2：焦某，男，58 岁。

病史：患者今晨骑车上班摔倒后，右侧肢体无力，语言謇涩，不头痛头晕，不恶心呕吐，嗜睡呼之能应，哈欠频繁，口㖞舌歪，夜寐安，纳可，大便两三日未行，病后即住院。既往患高血压病 2 年。

检查：体胖，面赤，舌下静脉充盈、色紫暗，舌尖红，苔白，脉弦滑。右眼外展不及边，右鼻唇沟浅，舌右偏，右上肢肌力 2 级，下肢肌力 3 级，双霍夫曼征（＋），右巴氏征（＋），下颌反射（＋），右侧肢体感觉减弱，余正常。血压 190/110mmHg。

辨证：肝阳上亢，瘀血阻络。

治法：潜阳降火，活血醒神。

治疗：当日刺金津、玉液出血，针手足十二针，得气后寻找较强的酸胀感。中药：生石决、生龙牡各30g，大黄10g，元明粉10g，益母草10g，红花3g，桃仁3g，川连6g，远志10g，菖蒲6g。1剂水煎，分2次服。

次日手十井放血，下午针手足十二针。针药后腑气已通，风火渐熄而病势转安，急性期得到控制，查其右上肢肌力3级，下肢肌力4级。1周后血压平稳150/90mmHg，两周后上、下肢肌力各5级。治疗期间未用西药。待风火平复后，中药减去元明粉。针刺取穴改为曲池、内关、合谷、阳陵泉。

病例3：刘某，男，57岁。

病史：患者于5日前早6时大便后，突然左半身无力摔倒，当时无头痛，不吐，自行爬起，步行不远后复坐在地。随即神志不清，送某医院急诊，腰穿为血性脑脊液，压力1.3kPa，第3天神志转清，第5天转入针灸科病房。患者精神呆滞，目不欲睁，左侧肢瘫，时有两颞疼痛，头晕耳鸣，纳呆，进食时呛咳，口干欲饮，烦躁不安，夜寐不安，语言不清。既往患有高血压病十余年。

检查：体壮，面赤，口臭，舌左偏，伸舌不灵，舌苔黄、厚腻，脉弦滑。血压190/110mmHg，左鼻唇沟浅，左上下肢肌力0级，左巴氏征（+），颈抵抗（+），颏胸距4横指，克尼格征（+），左半身感觉下降。

辨证：肝郁化火，火盛生风，风火相煽，迫血妄行。

治法：潜阳降火，育阴止血。

治疗：针刺，第1日上午针十宣放血。下午针合谷、太冲、涌泉。第2日上午针手十井放血，下午针合谷、太冲、涌泉。治疗两天后改针手足十二针加太冲。中药：生石决30g，生龙牡各30g，大黄10g，元明粉10g，甘草6g，大、小蓟各30g，侧柏炭10g，桔梗10g，枳壳10g，生地30g，元参15g，寸冬10g。每日 1 剂水煎，分 2 次服。大便通后减元明粉，大黄随群药煎。西药：输液，加入止血敏 500mg，安络血 10mg，复降片 1 片，芦丁 20mg，维生素 C 0.2mg，每日 3 次。

经针刺 2 次、服中药 4 剂，患者神清，血压平稳，语言清楚，烦躁不安消失，肌力上肢 1 级、下肢 2 级，颈强，胸颏距 3 横指，舌质红，苔薄黄，脉弦滑。证系风火熄，治宜活血化瘀、育阴通络。停西药治疗。针刺改为左肩髃、曲池、内关、合谷、足三里、阳陵泉、三阴交、委中等。中药改为桃红四物汤加麦冬、元参、丹参、鸡血藤、地龙；大黄䗪虫丸每次 1 丸，每日 2 次。治疗 1 个月后，上肢肌力 3 级，下肢肌力 4 级，左侧肢体肌张力高，之后好转出院。

4. 讨论

实践证明，泻法对控制急性期病情的发展有较好的疗效。但该法只适用于病因为五志过极、心火暴盛者；或暴怒伤肝、肝阳暴涨，引动心火者；或饮食不节，饮酒过度，脾失健运，聚湿生痰，痰郁化火者；或火盛生风，风火相煽，气热郁逆，气血并走于上，发为中风病的实火证。治火之法，外感之火当先治风，风散而火自灭，宜升散不宜清降；内生之火当先治火，火灭而风自清，宜清降不宜升散，此乃治火之大法。中风病是属内生之火，泻法具有清降火热之作用，同时还有"上病下取"之意，故而泻法对控制中风病实火证有卓效。

（三）中风病急性期医案

1. 中风病继发下肢动脉血栓案

病例：吴某，女，78 岁。

病史：患者有高血压病史半年。于 3 月初无明显诱因出现右半身无力，上肢轻下肢重，语言不利，伴有头晕，时有头痛，纳可，寐佳，大便干，小便黄，舌质红，苔黄腻，脉沉细，血压

180/120mmHg。当时辨证为阴虚阳亢，给予针刺及中药治疗。20天后走路时右膝痛，右足背色红，足蹈趾紫绀疼痛，夜间拘紧。

检查：舌质红，脉弦细数。右太溪脉搏动消失，血压170/100mmHg。

辨证：阴虚阳亢，热盛伤阴，血瘀络阻。

治法：补阴清热，活血化瘀，通经活络。

治疗：百会、曲池与合谷交替取用，内关、丰隆与足三里交替取用，上穴皆取较强针感。三阴交、太溪、太冲与行间交替取用，取柔和酸胀针感。

针后右足紫绀色逐渐变浅。治疗11次后，右足微红，太溪脉复，右半身仍感力弱，语言尚不利，足及大趾痛。巴氏征（＋），舌质嫩红，脉弦细。在治疗中，血压高时，分别灸百会7壮、关元7壮，灸后血压均能下降。曾服补阳还五汤加丹参、牛膝、菊花、生龙牡11剂。以后继续治疗右膝痛、足趾痛及高血压24次，由于迁居而停针。

【按语】①血栓形成不仅见于脑部，还可以见于下肢动脉。②本案属阴火证，但始则清泄内热之力不足，热邪未清，热盛伤津，血液黏稠度增高，血液瘀滞，故而继发下肢动脉血栓。③本案取用病侧三阴交、太溪、太冲、血海等穴，治疗下肢动脉血栓是很有效的。

2. 中风喉痹案

病例：石某，男，48岁。

病史：患者有高血压病史数年。昨日上午活动中出现左半身不遂，步态蹒跚不稳，流涎，语言謇涩，吞咽反呛，不头痛头晕，近日来夜寐不安，心烦急躁，汗多，手心热，口臭，大便日1行。

检查：体胖，面红，咽红，舌质红，苔黄厚，伸舌左偏，脉沉弦滑。血压180/100mmHg。左鼻唇沟浅，左上下肢肌力4级，下颌反射（＋）。腰穿诊断为脑血栓形成、高血压病Ⅲ期。

辨证：肝风内动，经脉失畅，痰浊内阻。

治法：疏风化痰，活血通络。

治疗：针刺四神聪、风池、丰隆、曲池、行间、足三里，用泻法，每日1次。中药：半夏10g，天麻10g，茯苓10g，南星10g，竹茹10g，川芎10g，赤芍10g，丹参10g，菖蒲10g，郁金10g。3剂，每日1次。消栓再造丸1丸，1日2次；牛黄清心丸1丸，1日2次；复降片1片，1日3次。

经过治疗病情好转，又给予低分子右旋糖酐500ml、复方丹参注射液8ml。1周后病人急躁不安，吞咽反呛明显，左上肢肌力3级，下肢肌力4级，霍夫曼征左（＋），血压130/90mmHg，大便4日未行。

检查：舌质红，苔厚，脉沉滑。

辨证：火热未清，瘀阻经脉。

治疗：急用通腑泻热之剂，大黄、甘草粉各6g，元明粉4g，分2次冲服。针刺风池、完骨、翳风。

针药后腑气已通，火热得清，吞咽反呛好转，病情稳定。1周后反呛消失，改针刺手足十二针。1个月后，诸症消失，血压150/90mmHg，肢体肌力5级，痊愈出院。

【按语】本案患者于活动中发病，心烦急躁、汗多、口臭、面红、舌质红、苔黄腻，皆属实火证，经治医生辨证为肝风内动、经脉失畅、痰浊内阻者，误也。辨证既误，故而使用法夏、茯苓、川芎等药皆失宜。所以治疗10日火热未清，病情未减。于书庄教授通过使用调胃承气汤清泄火热，针刺风池、完骨、翳风以通经脉，故而火热得清、经脉得通而愈。消栓再造丸为恢复期用药，急性期用之不宜。

3. 中风气虚案

病例：刘某，男，58岁。

病史：患者无高血压病史。于3天前上午拉货汗出，后颈部发紧，午休醒后左半身无力，说话不清，神志清，不头痛，不恶心呕吐，自去县医院就诊，当时血压偏高，给予中药 3 剂，自服安宫牛黄丸 6 丸。次日病情加重，在人搀扶下勉强走到医院。第 3 天症状加重，站立不稳，左手不会动，来针灸科就诊。

检查：体瘦，精神不振，语声低怯，舌胖淡，苔白厚，脉滑略弦。血压 130/80mmHg，瞳孔右小于左，左鼻唇沟浅，伸舌左偏，左上下肢肌力 3 级，肌张力不高，腱反射亢进，巴氏征（＋），双掌颌反射（＋）。

辨证：气虚络阻。

治法：益气通络。

治疗：①中脘、气海、内关、足三里、三阴交、百会。②百会、风府、曲池、内关、合谷、环跳、阳陵泉、绝骨，环跳取触电感，曲池、阳陵泉用热补法。

两组穴交替取用。经过 7 天治疗病情逐渐加重，左上肢肌力 0 级，下肢肌力 3 级。10 天后病情稳定，13 天后病人精神好转，语言较前清楚，左上下肢肌力 3~4 级，小关节肌力 0 级，腱反射亢进，左锥体束征（＋）。43 天后，左上肢肌力 4 级，下肢肌力 4~5 级，腕指关节肌力 1~2 级，显效出院。

【按语】①本案患者平素血压不高，于休息时发病，病后精神不振，语声低怯，舌胖淡，苔白厚，虽脉象滑而略弦，辨为气虚证可也。②本案患者入院后 10 天急性期病程才得以控制，长也。若配合补阳还五汤，预计可以缩短急性期病程。由此可见，在急性期针药并用是非常必要的。

4. 中风病气虚证针药并用案

病例：张某，男，67 岁。

病史：患者有高血压病史多年，6 年前曾病中风。今年 9 月中旬出现右半身不遂，病后即去某院诊治，经静脉输液、服药，病情逐渐加重，遂来针灸科就诊。现右半身不遂两周，语言不利，饮水呛，不自主哭笑。

检查：精神不振，面色黄，舌质淡，苔白，脉沉细数。气海压痛（＋＋），血压130/80mmHg，右上下肢肌力3级，腱反射亢进，左下颌反射（＋），巴氏征双侧（＋）。

辨证：气虚络阻，髓海失养。

治法：益气通络，补益脑髓。

治疗：针人中、百会、风府、内关、足三里、中脘、气海。补阳还五汤3剂，两日服完。

针药并施后病情得到控制，精神好转，饮水呛减轻，不自主哭笑亦好转。

【按语】本案亦属气虚络阻证，经某院治疗两周而急性期病程未能控制。于书庄教授使用针刺与中药并用，使病情稳定，说明针药并用对于控制中风病急性期病程是非常重要的。

5. 中风病虚火案

病例1：王某，女，62岁。

病史：患者患高血压病十余年。平素心烦易怒，经常失眠。7天前因郁怒，出现头晕头胀发沉，全身无力。4天前晨起口舌发木、口干、口苦，漱口时口角漏水，喝水呛。当日去某医院诊治，血压230/100mmHg，服降压药血压不降，次日服牛黄降压丸，血压降至140/90mmHg，但左半身麻木无力，手握不紧，走路腿软，舌根发僵，语言謇涩，大便3日未行，来我院就诊。

检查：面红，舌质红绛少苔，舌体胖、边有齿痕，脉沉细。血压140/90mmHg。

辨证：素体气虚，肝郁化火，血液瘀滞，发为中风。

治法：清补兼施。

治疗：中脘、气海、天枢取较强酸胀针感，再针曲池、阳陵泉、内关、足三里双侧。中药：补阳还五汤加黄芩6g，大黄5g（后下）。2剂。

针药后大便已通，火热势减，病情稳定。针刺改为：①人中、翳风、内关、复溜、曲池、阳陵泉。②风池、阳陵泉、合谷、太冲、太溪。中药改为补阳还五汤加黄芩6g，5剂。治疗10次后肢体功能基本恢复，患者能乘公共汽车来科就诊。

【按语】本案患者乃肝郁化火，火性上炎，故面红。火盛生风，故头晕头胀。火扰心神，故心烦易怒。火热伤阴，故口干、口苦、大便干。舌质红绛少苔，火热之征也。但患者舌体胖、边见齿痕，脉沉细又为气虚之象也。故该案辨为虚火证，治取清补兼施，从而收到满意的效果。

病例2：张某，女，67岁。

病史：患者既往无高血压病史。平日劳累过度，于9月30日夜头眩呕吐数次，不敢睁眼，出汗，口中木感，病后即赴某医院，当时血压220/150mmHg，注射硫酸镁，血压降至180/110mmHg，病情有好转，但动则呕吐，视一为二。现仍头眩不敢睁眼，不敢动头，恶心，复视，走路不稳，右半身无力。

检查：面色黄，舌质深红中裂少苔，脉沉细无力。血压140/80mmHg，右指鼻试验（＋），霍夫曼征（＋），右掌颌反射（＋）。西医诊断为"椎－基底动脉供血不足"。

辨证：气阴两虚，风阳上扰。

治法：益气养阴，降逆息风。

治疗：手十宣与手十井交替点刺放血。中药：补阳还五汤加生地、丹皮、天麻。

治疗两次后，头左右旋转已不晕，眼能睁开，手能端碗，自己能穿鞋，起坐较前灵便。昨晚、今晨吐两次，舌质嫩红少苔，脉弦细数。证系风火渐熄，虚象毕露，针刺改为百会、完骨、内关、中脘、足三里、涌泉，中药改为补阳还五汤加法夏、生姜、天麻，调理两旬而愈。

【按语】以上两例患者皆属虚火证。但前者热入阳明，治宜清泄腑热；后者热属少阳，治宜清热息风。

（四）中风病恢复期证治

中风病的恢复期，系自患者病情稳定后，经过适当治疗而机体功能恢复较慢且留有不同程度后遗症的阶段，一般要历时6个月左右。此期患者虽然临床症状不同，如半身不遂、半身麻木、语言謇涩、舌歪口喎、吞咽困难等，但其本质，无论是出血性中风，还是缺血性中风，皆形成血瘀络阻的病理变化。因此，治疗中风病恢复期患者，应以活血化瘀、通经活络为首要大法。中风病是一种本虚标实之病，本虚系指气虚、体弱、阴虚、阳虚；标实是指急性期的症状表现，如神昏、语謇、面赤、气促、便结等心肝火热亢盛的症状。恢复期的治疗还须结合兼症以辨证施治，补其虚以培其本，辨其经以通其络。

1. 证型分类

（1）余热未清、血瘀络阻证

主症：半身不遂，口喎舌歪，语言謇涩，伴有面红、目赤、口苦、烦躁易怒，或大便干，或手足麻木。舌苔黄干或黄腻，舌质红或红绛，脉弦滑或弦数。

治法：活血化瘀，育阴清热。

治疗：手足十二针，进针得气后取较强酸胀针感。

（2）气虚络阻证

主症：半身不遂，口喎舌歪，语言謇涩，伴有神疲气短、肢软无力、纳呆，或大便无力，或嗜睡，或患肢欠温，手足浮肿，肩、臂、下肢痛，或小便频、面色黄。舌质淡或嫩红，舌质紫暗或见瘀斑，舌体胖大、边有齿痕，舌苔薄白，脉沉细、虚弱、细涩或结代。

治法：益气活血，通经活络。

治疗：百会、风府、人中、中脘、气海、内关、足三里、三阴交，均取双侧。气海、内关使用针刺热补法，其他穴位取柔和酸胀针感。

在治疗过程中，上述两证除取主穴外，均与下列配穴交替取用：百会、风府、肩髃、曲池、内关、合谷、环跳、阳陵泉、委中、足三里、绝骨。

（3）风动筋急证

主症：半身不遂，伴有腱反射亢进、肌张力高，甚则手足拘急、足内翻。

治法：舒筋活络。

治疗：①百会、风府、大椎、身柱、神道、至阳、筋缩、脊中、命门、阳关、肾俞。②百会、风府、曲池、少海、内关、合谷、环跳、风市、阳陵泉、绝骨。上述两组穴交替取用。

2. 中药治疗

①补阳还五汤：气虚甚者加人参，破瘀加水蛭、䗪虫，舌质红或红绛者加生地、丹皮、元参、白芍之类。

②地黄饮子：应用时可随症加减，但应该加入活血化瘀之药，如桃仁、红花、益母草等。

③大黄䗪虫丸：每次1丸，1日2次，适用于出血性中风。

④偏瘫复原丸、消栓再造丸：每次1丸，日服2次，适用于缺血性中风。

中风病是一种病因、病机非常复杂的疾病，患者运动、感觉功能的恢复，除直接受治疗的影响外，尚与其他因素有关。如脑出血患者的恢复远比脑血栓患者为佳，这可能是因为离经之血易于吸收之故。左半身不遂者一般没有语言障碍，故较右半身不遂者易治。初病易治，再病难医。脱臼、上肢拘急、足内翻、失语不能言、肌肉萎缩者皆难愈。总之，病灶大、梗死完全者难治，病灶小、梗死不完全者易治。

（五）中风病恢复期医案

1. 脑出血恢复期案

病例 1：朱某，男，61 岁。

病史：患者患高血压病十余年。1 个月前突然左半身不遂。病后即赴某院，诊为"脑出血"，治疗 20 天好转出院。现左半身不遂，语言謇涩，全身畏寒，流涎，纳差，嗜睡，小便调，大便费力。

检查：口角歪向右侧，左鼻唇沟浅，伸舌不过唇，左上下肢肌力 4 级，左手足欠温，巴氏征（-），血压 140/90mmHg。舌红少苔，脉沉弦细。

辨证：阴虚内热，瘀血阻络。

治法：补阴清热，化瘀通络。

治疗：①手足十二针。②肩髃、曲池、内关、合谷、环跳、风市、委中、阳陵泉、绝骨。

治疗两次后，肢体功能明显恢复，可自乘车，手能剥鸡蛋。治疗 9 次后，生活能自理，左上下肢各关节活动自如，肌力 5 级，在此期间曾火针点刺患肢两次，患肢复温。唯感气短乏力，精神疲倦，嗜睡，左肩胛痛，但与天气变化无关，舌红少苔，脉沉弦无力。证系气阴两虚，瘀血阻络。故灸气海，针中脘、百会、通里、大钟，11 次。在此期间，治口㖞取地仓透人中，左肩痛曾火针点刺肩髃、肩井、天宗，1 次而愈。两月后复查，口㖞向右，伸舌居中，四肢肌张力不高，左上下肢肌力 5 级，巴氏征（+）。在全部治疗中，始则给桃红四物汤加黄芪、党参、地龙、川连，15 剂。大黄䗪虫丸 20 丸，每次 1 丸，每日 2 次。待肢体功能恢复后改为六味地黄丸 40 丸，每次 2 丸，每日 1 次；补中益气丸 5 袋，每次 6g，每日 1 次。

病例2：董某，女，55岁。

病史：患者患高血压病多年。于20天前因着急生气，突然左半身不遂，神清，病后即赴某医院，诊为"脑出血"，治疗十余日好转出院。

检查：神清，左口角下垂，舌歪向左，左上肢肌力2级，下肢肌力2级，左膝腱反射亢进，巴氏征（＋），霍夫曼征（＋）。舌质绛紫，少苔质滑，脉沉滑。血压140/90mmHg。渊腋、食窦、通里、内关压痛（＋＋）。

辨证：瘀血阻络，阴虚内热。

治法：活血化瘀，补虚清热。

治疗：①针手足十二针5次，以活血化瘀、补虚清热。②针百会、风府、肩髃、曲池、合谷、环跳、阳陵泉、委中、丘墟、照海11次，以化瘀通络。取丘墟目的是治疗和预防足内翻。③针五脏俞加膈俞5次，以补虚化瘀。④针百会、中脘、气海、内关、足三里、三阴交7次，以补虚。

治疗4次后，左上肢肌力4级、下肢肌力3级。治疗14次后，左上下肢肌力5级，但较右侧力弱。治疗18次后，舌质淡红，苔薄白，脉沉细。治疗28次后，左上下肢肌力5级，肘、腕、指关节活动自如，左足出现轻度内翻，巴氏征（＋）。共治疗31次，历时4月余，停针观察。在治疗期间，血压190/110mmHg，针金津、玉液放血，手足十二针，针毕血压降至144/90mmHg。始则给予桃红四物汤加味26剂；补阳还五汤加味10剂；大黄䗪虫丸10丸，每次1丸，每日2次。以后给予冠心生脉丸30丸、养血荣筋丸90丸。

【按语】①通过两案治疗，说明针刺对血肿的吸收有较快较好的疗效。②"病例1"患者病情较轻，经治患肢功能完全恢复而愈。"病例2"患者病情较重，经治患肢肌力虽达5级，但左足出现轻度内翻。③上述两案患者的血压均有波动，要注意预防。

2.脑血栓形成恢复期案

病例1：李某，女，46岁。

病史：患者患高血压病十余年。1个月前因过度着急，于夜间睡觉时先发现口㖞及左半身无力，继而头皮痒，右前额痛，无恶心呕吐，病后即去某医院，诊为"脑血栓形成"，经治好转出院。现左半身不遂已四十余天，手不能梳头、无力，抬臂时肩痛，下肢痿软，扶物能走，不能下蹲，蹲则足背痛，抬腿时腹股沟痛，语言不利。

检查：伸舌稍左偏，左上下肢活动均可但力弱，肌张力正常，腱反射左上肢高于右侧，左上下肢锥体束征（＋），血压140/90mmHg。舌质淡，苔白，脉沉无力。

治疗：① 中脘、气海（灸）、内关、阳陵泉、三阴交。② 肩髃、曲池、外关、合谷、环跳、阳陵泉、足三里、绝骨。

①组穴针13次，②组穴针23次。历时5个月，经治8次后，手能解扣、束腰带，能上下楼，但感觉力弱，足内翻。治疗24次后，肢体功能已恢复，腱反射对称。治疗30次时出现左足大趾背曲。治疗36次后，诸症消失，仅患肢仍欠温。停针观察。半年后复查，血压150/90mmHg，舌质淡，苔薄白，脉沉细，左上下肢仍欠温。在治疗期间服补阳还五汤加味31剂，后期以补阳还五汤加附子、桂枝，水丸，每次服6g，每日1~2次。

病例2：顾某，男，70岁。

病史：患者患血压高病三十余年、冠心病5年余。1年前晨起发现左手不能动，口㖞，下肢活动正常，病后即去某医院，诊为"脑血栓、高血压病Ⅲ期、脑动脉硬化"。输入丹参注射液，注射维脑路通等好转出院。

检查：瞳孔右小于左，眼裂右小于左，右脸汗多，口角歪向右。左手肌力4级，握物不稳，左上肢肌力正常，左上肢锥体束征（＋），左下肢肌力正常，腱反射左上下肢略高于右侧，无感觉障碍。血压 140/80mmHg。舌质淡红，苔薄白，脉弦。

辨证：气虚络阻。

治法：益气通络。

治疗：百会、风府、中脘、气海、内关、足三里。得气后寻找柔和酸胀针感。

治疗 2 次后，两侧瞳孔基本等大，4 次后左手能持笔，9 次后右脸多汗消失，14 次后眼裂基本相等，16 次后左手有力，可以做精细动作，手基本不抖。共治疗 25 次。半年后随访，无后遗症，行动自如。在治疗过程中，取阳白、四白、太阳、地仓 1 次，服补阳还五汤 6 剂。

病例 3：张某，女，47 岁。

病史：患者患高血压病 5 年，1 个月前患小中风。1 周前晨起出现语言謇涩，舌强，四肢活动自如，病后即赴某医院，诊为"脑血栓"，用药不详，好转出院。现仍语言謇涩，舌不灵活，喉中有痰。

检查：上下肢肌力正常，巴氏征（−），金津、玉液充盈。舌质偏红，苔薄白，脉沉弦。

辨证：气虚血瘀，阻痹心脾。

治法：益气活血。

治疗：哑门与风府交替使用；天突与廉泉交替取用；通里、照海、中脘、足三里。金津、玉液放血 2 次。

治疗 2 次后语言明显清晰，血压 110/70mmHg。7 次后仅着急时感语言不利，舌质淡红，苔薄白，脉弦细。共治疗 8 次，诸症消失，停止治疗。

【按语】3 例患者皆属气虚络阻证。判断本证的主要依据是：①安静时发病（即睡眠时或晨起时发病）。②舌质淡，苔薄白。其他如面黄、神疲、气短乏力、大便无力、脉沉细等，虽然也是气虚的体征，但不如上述二者更客观。气有推动血液运行的作用，患者气虚则推动血液运行之力不足，血流缓慢，故而在休息时或人体各种功能低下的状态时发病。舌质淡，苔薄白，证明机体无热。因为火热之邪是发生中风的另一种诱因，必须排除。故在临床上症见面黄、体弱等虚象，但舌质红绛，则应判断其为虚火证。今见舌质淡、苔薄白，故可以判断本证属于气虚络阻证。3例患者临床症状虽各不相同，但其病机——气虚瘀血阻络则一也。因此，治疗本病应以益气活血、化瘀通络为根本大法。由于瘀阻的部位不同、损伤的经络各异，故而在临床上出现不同症状，在治疗时伤尚需辨清证属何经，选经取穴，进行治疗。

3. 高血压脑病案

病例：陈某，女，50岁。

病史：其父有高血压病史。本人患高血压病两年。10天来因生气而感右半身麻木、无力，活动自如，语言欠流畅，头晕，心慌，心烦起急，记忆力减退，夜寐不安，纳可，时腹胀，二便调。

检查：舌质暗，唇紫，苔黄，脉弦。血压 200/110mmHg。右手握力稍差，右上肢反射低于左侧，右下肢反射高于左侧，双上肢霍夫曼征（＋），巴氏征（－），心电图显示 ST–T 改变。

辨证：肝郁化火，瘀血阻络。

治法：平肝清热，化瘀通络。

治疗：① 曲池、太溪、太冲。太溪取柔和针感，曲池、太冲取较强酸胀针感。② 百会、足三里取柔和针感，曲池、阳陵泉取较强针感。

① 组穴针2次后舌质暗，苔白满布；6次后血压降至150/92mmHg，舌质红，患肢欠温。② 组穴针7次后，舌质淡红，苔薄白，脉细弱，半身麻木减轻，但头晕、心慌。证系火热已清，心脾不足，瘀血阻络。治宜益气通络。取穴中脘、气海、百会、风府、足三里、三阴交、内关。治疗17次，头晕、走路无

力、说话均明显好转；又治疗 10 次，右侧肢体无力已明显好转，说话亦较流利，血压 160/90mmHg。共治疗 27 次。在治疗中，曾于金津、玉液放血 1 次。热清后给补阳还五汤加味 10 剂。

4. 脑供血不足案

病例： 钱某，男，49 岁。

病史： 患者今年年初工作时，突然语言不利，头晕。病后即赴某医院静脉输川芎液，口服复方降压片等药。现语言仍感不利，头晕，左手麻，右足麻，睡眠、饮食尚可。

辨证： 素体气虚，心火亢盛，瘀血阻络。

治法： 首宜清降火热、活血化瘀，继而益气活血。

治疗： 针百会、风府、哑门、中脘、气海、内关、曲池、合谷、阳陵泉、足三里，交替取用，每次取 8~10 穴。

治疗 5 次后，语言明显进步，手麻亦减，头晕如故，出现薄白苔。治疗 11 次后，手麻明显减轻，舌质嫩红，舌体胖、有齿痕，脉弦细，表明气阴两虚、火热已清。治宜补益气阴、化瘀通络。针百会、风府、哑门、廉泉、中脘、气海、内关、足三里、三阴交，交替取用，每次取 8~10 穴，用补法。治疗 21 次后，因工作紧张，停止治疗。

停诊两月后复诊，又感头晕，后头发麻，语言又感困难，舌质淡红，苔薄白，脉缓。证系气虚络阻。治宜益气通络。针四神聪、中脘、气海、内关、足三里取柔和酸胀感。治疗 6 次后，出现左偏头跳动，间歇性发作，舌质红少苔，脉弦细。证系少阳风火、上扰清空，故改刺太阳、百会出血。放血两次后，头疼头晕明显减轻。共治疗 11 次，头晕、说话不流利均有好转，但未完全解除。停针后逐渐恢复正常工作。

5. 脑动脉硬化案

病例： 于某，男，67 岁。

病史： 患者患高血压病十余年，最高时血压可达 220/110mmHg，平时 190/100mmHg。10 个月前因生气后说不出话来，喝水呛，行走如前，只感腿软，握物如常，无头晕头疼，眠佳，大便干燥，日 1 次，小便如常。

检查：血压 220/110mmHg。舌尖稍红，苔黄，脉弦滑数。

辨证：髓海不足，心脾受损。

治法：始则清降心火，继而补肾益髓。

治疗：金津、玉液放血，针曲池、丰隆，风池刺向喉结方向，均取较强酸胀针感。

第 1 次针后血压降至 170/70mmHg，第 2 次针后血压 160/60mmHg。待血压下降后，取穴改为：① 风池、完骨、翳风。② 风府与哑门交替取用，肾俞、环跳、阳陵泉、绝骨。两组穴交替取用。治疗 18 次，饮食呛明显改善，语言亦有进步，左腿无力。患者突然头晕，腰腿乏力，血压 180/80mmHg，舌质红，苔白，脉沉滑，改为金津、玉液放血，针刺曲池、丰隆、太溪，治疗 2 次后，血压降至 160/90mmHg，腰腿乏力消失。针刺改为①、②组穴交替取用，治疗 12 次，停止治疗，共治疗 34 次。

半年后复查，自停针后喝水已不呛，仍有语言不利、腰腿无力，血压 150/70mmHg。腱反射右侧高于左侧，右下肢巴氏征（＋），余正常。令灸关元百日以固本。

【按语】① 动属阳，静属阴。故动中发病是判断火证（实火、虚火）的依据；静中发病是判断气虚证的依据。② 舌质的颜色是鉴别火证、气虚的重要依据。如舌质淡，气虚无疑；舌质红，火热无虑；舌质愈红，火邪愈深。于书庄教授提出，今后应该观察舌质红与血液黏稠度的关系、舌质淡与血流动力学的关系，这是十分重要的。③《针灸大成》将肌张力高列为"阴证"；将肌张力不高列为"中风阳证"。实践证明，阴证难医，锥体束受损重也；阳证易治，锥体束受损轻也。④《金匮要略》云："邪于于络，肌肤不仁；邪在于经，即重不胜……"肌肤不仁，感觉病也；即重不胜，运动病也。因此，不能以麻木和不用鉴别病之轻重。

（六）中风病后遗症医案

病例 1：刘某，女，43 岁。

病史：患者无高血压病史。6 个月前开车后，自觉头晕头胀，恶心，右半身麻木无力，行走不便。病后即赴当地医院，诊为"脑梗死，高脂血症"。给予烟酸肌醇酯、丹参注射液、大活络丹等药治疗，半年后来京。现右半身力弱，语言正常，右耳后麻木，口苦，饭后矢气频频、臭甚，腹胀。

检查：舌质淡红，舌体胖大，舌苔中心黄干，脉沉细，右上下肢肌力 4 级，右足 2~5 趾活动不灵。血压 140/90mmHg，体重 78kg，β-脂蛋白 16.5mmol/L，甘油三酯 4.3mmol/L，胆固醇 1.8mmol/L。

辨证：脾虚失运，食滞化热，气虚络阻。

治法：健脾益气，消导通络。

治疗第一阶段：针百会、风府、内关、中脘、气海、天枢、内庭，取较强酸胀针感，21 次。针膈俞、脾俞、大肠俞、胃俞，取柔和针感，4 次。针肩髃、曲池、内关、合谷、环跳、阳陵泉、委中、内庭之右侧，取较强针感，4 次。中药：补阳还五汤加炒三仙、鸡内金、青陈皮、香附、川朴之类，39 剂。针药并施后，舌体胖大，舌苔薄白，脉沉细，体重减轻 8kg，右上下肢肌力 5 级，足趾活动自如，腹胀矢气消失，血脂下降，但右肋下时有窜痛，食欲正常，不厌油腻，大便微溏，耳后麻，右手指、小腿麻活动后减轻。谷丙转氨酶 210U，麝香草酚浊度试验 9.5U，麝香草酚絮状试验（-）。超声断层检查：肝、胆、脾正常范围，有胆囊炎史。

辨证：肝郁脾虚，气虚络阻。

治法：疏肝健脾，益气通络。

治疗第二阶段：针百会、风府、足三里、中脘、气海、内关、列缺、太冲，取较强针感，15次。针膈俞、肝俞、胆俞、脾俞、胃俞，取柔和针感，5次。治疗20次后出现腹胀肠鸣，大便不调，矢气味臭，纳可，查太白穴麻窜至足趾（＋＋＋）、丘墟（＋＋＋）、蠡沟（＋＋＋），针刺改为内关、中脘、天枢、气海、期门、太白、丰隆、丘墟、蠡沟。治疗9次，肠鸣腹胀、矢气均消失，血脂正常，仅右肋下胆囊区隐痛不消。在此期间服补阳还五汤加柴胡、川楝子、茵陈、元胡、甘草41剂，后改用加味逍遥丸、保和丸。

休息50天后，右胁胀痛，时窜至腰部，右肩背酸痛沉重，右手指、足掌、耳后麻，大便溏，纳可，舌体胖大，舌质淡、苔白，脉沉细。查肝功正常。

辨证：肝郁脾虚，气虚络阻。

治法：疏肝健脾，益气通络。

治疗第三阶段：针中脘、气海、足三里、三阴交、内关、期门，取较强针感；五脏俞加膈俞。交替取用，治疗13次，服加味逍遥丸、保和丸等。

【按语】本案患者中风，内因为高血脂，诱因为劳累。通过疏肝健脾，针刺中脘、天枢、气海、期门、太白、丰隆、丘墟、蠡沟等而愈。

病例2：王某，男，60岁。

病史：患者患高血压病二十余年。半年前因劳累过度，工作中突然左半身不遂，病后即赴某医院治疗，6个月好转出院，现左半身不遂，手不能解扣、束腰带，左肩痛、活动受限，下肢能行走，走不到500m路，哭笑不自主，饮水呛。

检查：CT检查为脑血栓形成，血小板高于正常值。左上肢肌力3级，腱反射亢进，肌张力高，左霍夫曼征（＋）、左颌反射（＋），巴氏征未引出，血压140/80mmHg。舌质偏红，苔白，舌边有齿痕，面红，脉沉滑数。

西医诊断：①脑血栓后遗症。②高血压Ⅲ期。③假性球麻痹。

辨证：阴虚阳亢，血瘀络阻。

治法：补阴泻阳，化瘀通络。

治疗：针手足十二针 9 次，患肢肌力增强，手指较前灵活。近日血压波动、头晕、恶心，针风池、条口、承山、阳溪、关元，治疗 3 次，休息 1 周，休息后查下肢肌力 3 级，精神易激动及夜尿多均有好转，缓慢饮食则不呛，血小板值正常。左肩痛，某医院诊为"肩周炎"，给予强的松等药，均无效。先针大椎、手足十二针，两次后血压平稳。再以通阳治疗肩痛。针四神聪透百会、内关、中脘、足三里以化痰安神，治疗不自主哭笑。治疗 4 次后，肩痛缓解，不自主哭笑消失。针大椎、翳风、完骨，治疗 4 次后饮水呛消失。休息 1 周后复查，血压平稳，左半身尚感不利。仍针大椎、哑门、肩髃、曲池、内关、合谷、环跳、阳陵泉、足三里、涌泉，9 次；哑门、通里、照海均取双侧，3 次。两组穴交替使用，治疗 12 次后，休息 1 周复查，左肩臂痛消失，已能抬臂过头，后背两侧相等，可步行 2~2.5km，足仍抬不高，上肢肌力 3 级，下肢肌力 4 级，语言欠清，血压平稳，治疗 12 次后，改为灸关元百日。

病例 3：刘某，女，53 岁。

病史：患者患高血压病二十多年。3 年前冬天洗头时，突然感觉右脸及右上肢麻木，数小时后，右下肢麻木无力，随赴某医院，诊为"半身不遂先兆"，经服中药、针灸、理疗等 3 年半，效果不佳。现觉右口角四周麻木，畏风，吹风尤甚，右侧牙齿感觉过敏，牙齿酸楚，畏风怕凉，右手 1~4 指麻木，右下肢沉软无力，饮食、睡眠、二便均可，项部酸痛，活动受限。

检查：四肢功能正常，右脸肌肉轻度萎缩。舌淡，苔薄白，脉沉弱。

辨证：气虚感寒，瘀阻阳明。

治法：益气温寒，化瘀通络。

治疗：经火针点刺双侧地仓、禾髎、夹承浆、下关、颧髎、大迎、中脘、气海、内关、足三里、三阴交3次，针风府、后溪、申脉2次后，项部酸痛消失，活动自如，其他如故。查其唇内静脉充盈，仍属寒凝血瘀证，取穴改为口周及唇内静脉交替放血，针中脘、气海、合谷、列缺、足三里、三阴交，经治8次后，口周麻木明显减轻，右半身有力。继续治疗15次，咀嚼时拘紧感消失，自觉口腔内充盈的静脉消失，口周麻木范围缩小，畏风感消失，口角已无冷酸感。继续治疗8次，停针休息。两月后复查，口周约5cm×5cm处麻木，牙齿仍有轻微钻风感，牙龈有麻木感。近日张口困难，右下颌关节处按之酸痛，食欲佳，全身有力，食指、大指尖麻木。取穴改为：①口角放血，中脘、气海、少商、商阳。②口周放血，下关、合谷、足三里。继续治疗19次，共55次，口周异常范围缩小，食指麻木明显减轻，停止治疗。

病例4：金某，女，72岁。

病史：患者血压高4~5年。半年前突然半身不遂，语言謇涩，病后即去某院，诊为脑出血，经治好转出院。现左半身不遂已7个月，上肢拘挛，肘屈曲不伸，腕指亦屈曲不伸，左脚内翻，走路时足跟不能落地。

检查：上肢肌力0级，上肢肌肉拘挛，下肢肌力4级，足内翻，肌张力高，腱反射亢进，巴氏征（+），血压130/60mmHg。舌淡红，苔白，脉弦细。

辨证：风动筋急。

治法：舒筋活络。

治疗：①针督脉十一针。②肩髃、曲池、内关、合谷、环跳、阳陵泉、绝骨、丘墟、太冲。③百会、风府、中脘、气海、内关、中渚、阳陵泉，丘墟。

病例 5：赵某，男，57 岁。

病史：患者有高血压病史。1 年前突然昏迷，语言不利，右半身不遂，经治 5 天后神志清醒，语言逐渐清除。现已 11 个月，右手肿，手指不能屈伸，抬举平肩，扶棍能行走，大便干。

检查：舌体胖大，苔薄白，脉沉弦细。腱反射右侧高于左侧，肌张力高，肩关节脱臼，足内翻，右巴氏征（＋）。

西医诊断：脑血管后遗症。

辨证：气虚络阻，风动筋急。

治法：益气通络，舒筋息风。

治疗：①曲池、合谷、中脘、气海、天枢、足三里、阳陵泉、照海。②环跳、风市、阳陵泉、委中、绝骨、肩髃、曲池、内关、合谷。③督脉十一针。三组穴交替取用。

共治疗 28 次，停针观察。3 个月后复查，自治疗后血压一直不高，维持在（130~150）/（90~105）mmHg 之间。语言稍欠流利，右肩关节脱臼，肌肉萎缩，右上肢、肩关节、肘关节肌力均 3 级，腕、指关节肌力 0 级，右上肢肌张力高，右手指呈内收屈曲状，生理反射右侧高于左侧，右上肢病理征（＋），右下肢未引出病理征。

病例 6：高某，女，45 岁。

病史：患者患风湿性心脏病二十余年。3 年前首发中风，手不能动，口㖞，经治康复。两年前再发中风，失语，右手不能动，经 1 年半治疗，现仍完全性失语，张口度小，舌伸不过唇，吞咽困难，流涎，右手不能解扣，四肢欠温，性情急躁，睡眠、二便如常。

检查：面色黄，舌质红，苔滑，脉沉迟、结代。

西医诊断：脑血栓，风湿性心脏病。

辨证：阳虚络阻。

治法：助阳通络。

治疗：① 关元（灸）、哑门、廉泉、合谷、颊车、阳陵泉。② 百会、风府、大椎、身柱、神道、至阳、筋缩、脊中、命门、阳关、腰俞。③ 承浆、廉泉、膻中、上脘、中脘、下脘、气海、关元、中极。

共治疗54次。在治疗中，曾取用地仓、天枢、通里，地黄饮子加减20剂，虽然舌体活动、流涎、吞咽困难及肢体欠温有所好转，但始终未见明显效果。

【按语】①"病例4"患者上肢拘挛、手不能伸、足内翻经治无效，"病例5"患者患肢肌张力高、肩关节脱臼经治也无效，"病例6"患者完全性失语经治亦无效。证明王清任在《医林改错·补阳还五汤》中所说的"此法虽良善之方，然病久气太亏，肩膀脱落二三指缝，胳膊曲而搬不直，脚孤拐骨向外倒，哑不能言一字，皆不能愈之症……"确是经验之言。② 有2例患者出现肩关节病理性脱臼，其肌张力皆高，尚不能作出合理解释。③ 4例患者有高血压病、高脂血症、风湿性心脏病，皆是发生中风的潜在因素。④"病例2"患者面红、舌质偏红、脉滑数，查其血小板高于正常值，进一步表明火热证与血液凝聚病理性增高有着密切关系。⑤"病例2"治验表明，肌张力虽高但不拘挛者，治疗尚能有效。"病例4"患者虽病属中络，但并不易治。

（七）小中风的临床证治

小中风，以突然半身不遂或麻木、语言謇涩持续数分钟或数小时自行缓解而反复发作为特征。以灸中脘及灸关元为主的方法，可收到满意的效果。

1. 辨证

若伴有头晕、神疲、气短、流涎、排便无力、面色黄或萎黄、舌质淡或舌体胖大、苔薄白者，属气虚络阻证。

若伴有腰酸腿软、夜尿频，或下肢欠温，或面赤如妆，舌质红少苔、脉弦细或弦细数者，属阴阳两虚、络脉痹阻证。

若伴有头晕、口苦、起急烦躁、舌红少苔、脉弦数者，属阴虚阳亢、络脉痹阻证。

2. 治法

气虚络阻证：治宜益气通络。灸中脘，针气海、百会、内关、足三里、三阴交。

阴阳两虚、络脉痹阻证：治宜温阳通络。灸关元，针中脘、内关、足三里、三阴交、百会、风府。

阴虚阳亢、络脉痹阻证：治宜补阴平肝。针百会、曲池、合谷、阳陵泉、三阴交。

3. 病案举例

病例 1：武某，男，50 岁。

病史：患者患高血压病已十余年。当天清晨 3 时许，睡醒后发现左半身软弱无力，左面部麻木，随即去某医院急诊，经药物静脉点滴好转，继而又类似发作多次。

检查：左半身无力麻木，左面部发紧，伴有头晕、烦躁、困倦、便秘。舌体胖大，苔白滑，脉沉弦而细。血压 170/114mmHg。

辨证：气虚络阻。

治法：益气通络。

治疗：灸中脘，针足三里、三阴交、曲池、百会。

针灸 1 次后，头晕即刻消失，次日半身无力麻木及左面部发紧均缓解。继以前穴巩固治疗两次，停针观察两周未再发作而愈。

病例 2：张某，男，73 岁。

病史：某日上午 9 时许，患者突然出现左半身不灵活，语言不利，到 11 时自行缓解。就诊前 1 日半夜又发作 1 次，未经任何治疗。

检查：脉弦细，舌体胖大，舌质淡，苔薄白。血压140/90mmHg。

辨证：气虚络阻。

治法：益气通络。

治疗：灸中脘，针气海、内关、足三里、三阴交、百会。

经针灸1次后，未再发作，继续巩固治疗两次，停针观察两周而愈。

病例3：王某，女，47岁。

病史：患者患高血压病多年。两年前曾患右半身不遂，经针灸治疗而愈。近因工作劳累于当日上午11时许突感自后背中线向上肢，继而向下肢似触电感，随即左半身不能动，约15分钟后缓解。伴有面部浮肿，尤以眼睑肿明显，并且今年特别怕冷。

检查：面色红，舌质红，苔少，脉沉弦细。

辨证：气阴亏虚，络脉痹阻。

治法：补益气阴，以通经络。

治疗：给予中药1剂（补阳还五汤），药后次日又发作1次，持续约10分钟后缓解。继用灸关元，针百会、风府、内关、阳陵泉。

针灸后未再发作。继续巩固治疗8次，怕冷、面肿均明显好转。观察至今未见发作。

病例4：姜某，男，57岁。

病史：患者患高血压、冠心病多年。近1周来，出现阵发性右半身不灵活，流涎，每日发作2~3次，每次持续半小时左右自行缓解。发作时每遇嗳气或咳嗽均能缓解。伴有头晕耳鸣，腰酸腿冷，胸闷气短，心慌，困倦，寤而不寐，饥不欲食，食后脘胀，小便频，大便如常。

检查：面赤如妆，脉沉弦而细，舌质淡，苔薄白。血压140/100mmHg。

辨证：阳虚络阻。

治法：温阳通络。

治疗：灸关元，针中脘、足三里、三阴交、百会、内关、曲池。

经针灸1次后即停止发作，继用前穴巩固治疗5次。以后改为针治冠心病两个疗程，在此期间小中风未见发作。

病例5：王某，男，58岁。

病史：患者1个月前突然右半身不灵活，少时即复，两日前又发作数次，最长持续1小时。伴有头昏，耳聋，痰多，小便多，夜尿频，每夜3~4次。

检查：舌苔白厚，脉弦细。血压150/84mmHg。

辨证：痰浊中阻，清阳不升。

治法：化痰升清。

治疗：百会、风府、中脘（灸）、关元、足三里、三阴交。

治疗4次后，仍反复发作。随用中药治疗：法半夏10g，茯苓10g，党参10g，黄芪30g，当归10g，红花10g，桃仁10g。共3剂，服药后停止发作，3剂服完后而愈。

病例6：罗某，女，36岁。

病史：患者患高血压病十余年。今晨起床小便时，自觉左半身不灵活，不能行走，大约3小时后，肢体活动较前好转，可以下地行走，但仍左半身无力，语言謇涩，头晕头胀，恶心未吐，神疲倦怠，大便干，小便频，病后即来医院急诊入院。

检查：面红，舌质红，苔白腻，脉弦滑数。左上下肢肌力5级，腱反射偏低，血压140/80mmHg。

辨证：痰浊阻络，气血运行不畅。

治法：涤痰通络、健脾。

治疗：针中脘、足三里、丰隆、曲池，每日1次。西药：低分子右旋糖酐500ml，丹参注射液8ml；复降片每次1片，每日2

次；维生素 C 每次 0.2g，每日 3 次。经上述治疗，病情未能控制。

第 2 天查房时病人有头晕，左半身无力，语言謇涩，排便无力，小便频，舌质淡，脉沉细无力。

辨证：气虚络阻。

治法：益气通络。停服西药。

治疗：灸中脘，针气海、百会、足三里、三阴交、内关。

通过 3 天治疗，头晕已愈，语清，二便调，纳可，舌质淡红，苔薄白，能自己行走，左半身无不适感。神经系统检查均正常。

4.讨论

小中风的发病，多因于虚。由于虚，故出现一时性血瘀络阻，阳气不能达于半身而发病，待正气渐复，病方得以缓解。故治疗本病以补虚通络为其大法。偏于气虚者，应益气通络，以灸中脘为主；偏于阴阳两虚或阴虚阳亢者，应补益肾阴肾阳通络，以灸关元为主。同时于书庄教授强调在临床上不能认为小中风易治而掉以轻心，使小中风不得控制而发为中风。

本组病例中，有的经 1 次治疗而愈，有的经 4 次治疗而愈，除表明病情轻重不同外，更重要的是说明病情不同，治宜辨证。如"病例 3"王某，服中药未效，灸关元而愈。"病例 5"王某，针灸未能控制，服中药而愈。"病例 6"罗某，用西药未效，灸中脘为主而愈。这些均说明"辨证论治"的重要性。

（八）针灸预防中风

由于中风病是导致人类死亡的一个重要原因，一经发病，重者死于顷刻，有的虽经抢救挽回了生命，但亦难免遗留后遗症，部分或全部丧失工作与生活能力，给个人和家庭带来很大的痛苦和困难。因此，如何预防中风，愈来愈引起人们的重视。

1. 针灸预防中风的两大方法

（1）关元百日灸

人至 50 岁后，每年从立冬之日起灸关元穴至立春（100 天）。每次温和灸 15 分钟左右，以灸至局部红润为度；或用雀啄灸法，每雀啄灸 1 次，以灸处感觉烫（微痛）为 1 壮，每日可灸 10 壮，此法点燃时间短，对减少室内空气污染有好处。

关元位于脐下 3 寸，为任脉、肝经、脾经、肾经之会穴。灸关元起着补益肝肾、健脾止泻作用，故有降血压、预防中风以及抗衰老的功效。唐容川说关元为元阳元阴交关之所。朱丹溪说："大病虚脱，本是阴虚，用艾灸丹田者，所以补阳，阳生阴长故也。"窦材在《扁鹊心书》中说"阳精若壮千年寿"，"阳精若在必长生"。窦氏在这一理论指导下，指出人之所以衰老，主要是因肾气逐渐衰竭之故。如人到 50 岁以后，性欲和生殖能力减退或消失，听力、视力下降，发白齿脱，精力、体力下降等，都是肾气不足的表现。故窦氏提倡人在无病时常灸关元、气海以补肾气；灸中脘、食窦以补脾气。他认为这样"虽未得长生，亦可保百年寿矣"。对于灸的壮数与年龄的关系，于书庄教授引用经典叙述如下："人至……五十可二年一灸脐下三百壮；六十可一年一灸脐下三百壮，令人长生不老。"还说"余年五十，常灸关元五百壮……渐至身体轻健，羡进饮食"。

（2）灸足三里、绝骨、涌泉

灸足三里、绝骨预防中风，在《针灸大成》中就有记载。经过实验与研究证明，Ⅲ期高血压病合并脑血栓形成恢复期的部分病人，血液凝聚病理性增强，而艾灸后可使其明显下降，从而有预防脑血栓形成的作用，其中纤维蛋白降解产物半年后还保持下降趋势，说明艾灸预防脑血栓形成具有远期的疗效。

足三里、绝骨、涌泉穴，每日灸 1 次，每次灸 15 分钟，或用雀啄灸 10 壮。灸毕，休息 3~7 日再灸第 2 疗程，直至症状消失为止。此法适用于年过 40 岁经常头痛头晕、半身麻木，或手指麻木、肌肉跳动，或出现一时性说话不利等"中风先兆"症状者。

2. 预防中风的注意事项

预防中风的发病以及预防中风病的再发生，还应该注意以下事项：

（1）调情志

情之中，以"怒"与诱发中风病的关系最为密切。因为平素血压高或出现中风先兆之人，肝肾之阴早已亏虚，水不涵木，若再情绪激动，怒则气上，郁则化火，火盛则伤阴，肝阴愈亏，肝阳愈亢，故而在临床上经常见情绪激动之后发生中风者。所以，血压高以及出现中风先兆之人，必须避免精神紧张和情绪激动，这对预防中风病的发作的确是非常重要的。

（2）慎劳逸

注意劳逸适度，不要过劳，这对老年体弱或患高血压病的人更为重要。在临床上常见到劳累过度之后发生中风的病例。过劳则伤气，正气被伤，加之平素血压高之人本身调节血压的功能不足，血压突然升高即可发生中风。平素血压不高者，正气被伤则推动血液运行之力不足，血流缓慢，这也是形成中风病的重要原因。所以，年老体虚之人多在过度劳累之后，熟睡一夜，晨起则发生半身不遂。

血压高者，最好运用针灸降压。针灸有调整作用，血压高者针灸后血压下降，而血压低者则会升高，血压降低、升高缓和，而且都是在生理范围之内。若服用降压药，则应经常测量血压，待血压降至正常值。对有高血压病史者，血压降至正常值范围内即应适当减量，以免血压过低发生意外。对于年老体虚、血压时高时低之人，除经常测量血压外，更不可在睡觉前服用降压药。睡觉时人体各种功能低下，当然血压亦下降，若再服降压药，则易使血压过低、血流缓慢而发生意外，这是老年人服用降压药非常值得注意的问题。

（3）远房事

要节制性生活。肾水亏虚是发生中风的根本原因。所以，节制性生活，保护肾精，对于预防中风十分重要。

（4）节饮食

要注意饮食，少吃或不吃肥肉、辣椒、生葱、生蒜等高脂肪和刺激性食物。不要吃得太咸、太饱，尤其晚饭更不要吃得太饱。多吃水果、蔬菜，能够戒除烟酒更好。尤其是喝酒面白之人，更不应该喝酒。

（5）保持大便通畅

大便秘结，排便时用力，会使血压突然升高而发生中风。所以，长期患高血压或出现中风先兆之人，应多吃些蔬菜、水果，或食些蜂蜜。另外，还有一种揉神阙的方法，即每日入睡前仰卧，右手心置于肚脐上，左手心放在右手背上，从右向左揉腹，也就是沿升结肠、横结肠、降结肠的方向揉动，揉1圈为1次，每日揉99次，可以促进大肠蠕动，保持大便通畅。

（6）进行适当的体育锻炼

太极拳和气功等可以增强人体的消化功能和减肥，提高健康水平，这也是值得提倡的。

二、高血压病病因证治论述

高血压病，是以动脉血压升高，尤其是舒张压持续升高为特点的全身性慢性血管疾病。以头晕、头痛、乏力为其常见症状。晚期病人常因心、肾、脑等脏器出现不同程度的器质性损害而危及生命。根据本病的临床表现，可归属中医学的眩晕、头痛等病的范畴。其发病机制与肝、肾二脏的气血阴阳失调或不足有关，尤以虚性的或老年性的高血压（Ⅰ期、Ⅱ期）与肝、脾、肾的关系更为密切。

（一）病因病机

本病多与七情所伤、内伤虚损、忧思劳倦等因素有关，具有阴阳失调、升降失常的病机变化。其证候反应主要表现在肝脾，其次是心肾。其病机，如长期精神紧张或恼怒忧思，常可引起五志过极，肝郁化火，火盛生风，火性上炎，以致肝阳上亢。劳伤过度或老年肾亏，过劳则伤气，气虚则协调阴阳失衡。阳主动，阴主静，以致阳亢于上；肾亏则肝失所养，阴不敛阳，以致肝阳上亢。恣食肥甘或饮酒过度，损伤脾肾，脾胃属于中州，为人体气机升降之枢纽，故脾胃受损则易导致气机升降失常；脾胃为后天之本、气血生化之源，气虚则协调阴阳无权，血虚则无以补充肝血和肾精，以致肝肾亏虚；脾主运化，脾损则健运失司，湿浊壅遏，气机升降失调，故脾胃对本病的影响亦不容忽视。

在上述各种因素的相互作用下，人体阴阳失调、升降失常，形成下虚上实的病理表现，如头晕、头痛、耳鸣等症。脾虚则血不养心，肾阴亏虚则不能滋养于心，故见心悸、健忘、不寐。阳盛可化火生风，风火相煽，气虚并走于上则发生中风、昏厥等严重后果。

（二）辨证施治要点

本病早期以肝阳亢盛或肝火上升为常见，此属火热上扰，多为实证。但到中晚期若在强烈精神因素作用下，可使心火暴盛，或使肝阳暴涨，此在中风病急性期为常见，亦属实火证。中晚期者肝阳偏亢，又多与阴精气血亏虚有关，故多为虚证，或虚实夹杂证。虚者宜补，虚实夹杂者宜补泻兼施；中风病急性期血压高者，待风火平熄后，其治亦然。

（三）证型分析

高血压病的发病机制较为复杂，分证较多。于书庄教授通过多年的临证，将高血压病最常见的证型归纳为以下三种：

1. 肝火上炎证

主症：眩晕，头痛而胀，面红目赤，烦躁不安，或伴有耳鸣，或口苦、便秘、尿赤，舌质红，苔黄，脉弦数或弦滑有力。

辨证：肝郁化火，肝阳上亢，为高血压病之实火证。

治法：清泻肝火。

治疗：① 少商、商阳、中冲、关冲、少泽。② 手十宣。两组穴交替使用，每日针 1 次。眩晕、头痛明显者，加百会、太阳放血。舌强、呕恶者，加金津、玉液放血。

2. 阴虚阳亢证

主症：头晕，头痛，烦躁易怒，乏力，或伴有耳鸣、失眠、腰膝酸软、心悸健忘，舌质红，苔薄黄或苔白，脉弦细而数。

辨证：肝肾阴虚，肝阳上亢，为高血压病之虚实夹杂证。

治法：补阴泻阳。

治疗：曲池、合谷、阳陵泉、足三里，均取双侧，进针得气后取较强酸胀针感。

3. 脾肾气虚证

主症：头晕，腰膝酸软，神疲乏力，心悸失眠，舌质淡，苔薄白。偏于中气虚者则见舌体胖大，边有齿痕；偏于肾气虚者则见夜尿频或大便急，脉沉细或弦细。

辨证：脾虚则清阳不升，肾虚则髓海不足，为高血压病之虚证。

治法：脾虚者益气升阳，肾虚者补肾益髓。

治疗：灸中脘、足三里、百会。每次任取 1~2 穴，各灸 10 壮。于书庄教授用灸法治疗虚性高血压病，始则采用艾炷隔姜灸，继而改用艾条雀啄灸。因为隔姜灸的每 1 壮，自点燃至燃毕，仅是烧到艾炷的底部患者才有热感，尖部和中部没有热感，说明艾炷灸的有效部分是艾炷的底端，尖端和中部是无效的。因此，改用艾条灸，采用雀啄灸法，当患者感觉烫时为 1 壮，如此即可达到治疗目的。

（四）灸治高血压的注意事项

1. 取穴要准，尤其是取百会穴

一般人取百会从两耳尖直上取之，此法不准，应从入前发际五分神庭穴至枕外隆凸连线中点凹陷处取穴。尤其重要的是百会是高血压病的反应点，按之必痛。因此，凹陷中按之痛才是百会穴。

2. 火力要适宜，两壮之间要间隔片刻

火力大易起泡，灸后需过 1~2 小时血压才能下降；火力适宜则灸毕血压即降（Ⅱ、Ⅲ期高血压病人），这是屡试屡验的。

高血压病是引起中风病非常危险的潜在因素，中风发病后若血压仍高，对肢体功能的恢复亦非常不利。因此，对于高血压病的防治，应引起人们的重视。

（五）手足十二针降血压案

病例 1：董某，女，55 岁。

病史：高血压病史不详。患者 1 个月前因着急生气，突然而病左半身不遂，神清，病后即赴某医院，诊为脑出血，住院十余日。现左上肢肌力 2 级，下肢肌力 2 级，巴氏征（＋）、霍夫曼征（＋）。舌质绛紫，少苔而滑，脉沉滑。自病后血压不高，经治 7 次后，自述近日时感头晕，患肢麻木、沉重，有时心慌。

检查：舌质红，苔黄腻，脉弦细。血压 190/110mmHg，左上肢肌力 3 级。

辨证：阴虚阳亢，高血压病Ⅲ期。

治疗：针手足十二针，金津、玉液放血。针后血压降至

140/90mmHg。共治疗 31 次，左上下肢肌力 5 级，血压一直维持在正常水平。

病例 2：王某，女，45 岁。

病史：患者患高血压病、冠心病多年。于当日上午工作中突发恶心，未吐，语言不利，继而右半身不遂，不头晕，性情急躁。

检查：神清，面红目赤，舌质红，脉弦细。血压 210/130mmHg，右上下肢肌力减弱，巴氏征（＋）。

辨证：阴虚阳亢证。阳盛则阴伤，阴伤则血液瘀滞而发为中风。

西医诊断：高血压病Ⅲ期，脑血栓形成。

治疗：针手足十二针，金津、玉液放血。针后血压降至200/130mmHg，次日血压降至 190/120mmHg。

（六）灸足三里降血压案

病例：朱某，女，61 岁。

病史：患者有高血压病史 7~8 年，平素血压（170~180）/100mmHg，近 10 天来血压升高，头胀，头重足轻，右足心麻感，自服牛黄降压丸、牛黄清心丸、复方降压片等药，血压不降。

检查：舌红少苔，面不红，脉沉弦。血压 220/120mmHg。

辨证：阴虚阳亢证。

西医诊断：高血压病Ⅱ期。

治疗：灸足三里。灸后血压降至 180/100mmHg，数日后血压升至 200/100mmHg，针曲池、丰隆，均取双侧，针后血压降至180/90mmHg。两周后检查血压仍稳定于上，故停针。

（七）灸涌泉降血压案

病例：吴某，男，78 岁。

病史：患者有高血压病史半年。1 个月前出现右半身无力，伴有头晕，时有头痛，语言不利，纳可，寐佳，大便干，尿黄，每日服复方降压片1片。

检查：面色不红，舌质红，苔黄腻，脉沉细。

治疗：经治18次后，血压降至180/110mmHg。隔姜灸涌泉7壮，灸后血压降至180/100mmHg。

复诊：血压190/100mmHg，灸涌泉7壮后，血压降至170/90mmHg。该患者年事已高，肾脾早衰，肾虚则阴不敛阳，阳亢于上；脾虚则失健运，痰浊内生，湿郁日久化热，清阳不升，故而血压升高。本病例除灸涌泉外，曾灸关元、百会，针曲池、丰隆，针五脏俞加膈俞，均收到不同程度的即刻降压效果。

（八）针五脏俞加膈俞降血压案

病例：王某，女，62岁。

病史：患者有高血压病史十余年。平素心烦易怒，夜寐难，7天前因生气而病，头晕头胀且沉，全身乏力，颈部有热感。4天前出现口舌发木，口干口苦，漱口时漏水。病后即赴某医院，血压230/100mmHg，给予西药降压。经治血压不降，次日自服牛黄降压丸，血压降至140/90mmHg，但半身麻木无力，手握不紧，行走时腿软，舌强，语言不利，大便3日未行。

检查：面色红，舌质绛少苔，舌边有齿痕，脉沉细。血压145/90mmHg。

辨证：气阴亏虚，肝郁化火，火盛伤阴，火盛生风，风火相煽而发病。

治疗：经治15次，历时23天，血压200/90mmHg，舌质微红，边有齿痕，脉沉细，伴有气短、头昏等症。针五脏俞加膈俞，进针取柔和酸胀针感，针后血压降至180/90mmHg。3日后复诊，血压180/80mmHg，继针五脏俞加膈俞。

（九）针曲池、丰隆等穴降血压案

病例 1：于某，男，67 岁。

病史：患者有高血压病史十余年，血压最高 220/110mmHg，一般为（180~190）/100mmHg，语言謇涩、饮水呛 10 个月。于半年前因生气而发病，现伴有左腿软乏力，左手握物如常，无头痛头晕，寐佳，大便干，日行 1 次，小便如常。

检查：舌尖稍红，苔黄，脉弦滑数。血压 220/110mmHg。

辨证：髓海不足，心火亢盛。

治疗：针曲池、丰隆、风池、金津、玉液放血。针后血压降至 170/70mmHg。三日后复诊，血压 180/80mmHg。

病例 2：高某，男，55 岁。

病史：患者有高血压病史多年，于 1 周前起床后发现左半身麻木无力。病后即赴某院诊治，经益气活血治疗 14 次后，血压 190/140mmHg。病情逐渐加重。

检查：左上肢肌力 0 级，下肢肌力 1 级，巴氏征未引出。舌体胖大有齿痕，苔厚白，脉沉细数。

治疗：针曲池、丰隆后，血压降至 170/120mmHg。次日复诊，血压 150/130mmHg，针曲池、丰隆、合谷、外关、阳陵泉、三阴交，血压降至 130/104mmHg。隔日再诊，血压 130/90mmHg。

病例 3：王某，男，55 岁。

病史：患者有高血压病史、左半身不遂 2 年。现左下肢无力，尚能行走，左手握物差，流涎，大便干。

检查：舌质偏红少苔，左脉弦细，右脉弦滑，血压 170/100mmHg。

治疗：针曲池、丰隆、内关，针后血压降至 150/90mmHg。

（十）讨论

于书庄教授经过大量的临床实践，对高血压病的证治进行了分析和总结，并提出了自己的治疗经验。

1. 高血压病的治则

临证对高血压病的中医诊断可以总括为实火证、虚证以及虚实夹杂证三类。由于高血压病的发病机制是以内因为主，其病变有三：

（1）实火证

该证主要表现为肝火、心火，因此清热泻火是治疗肝火上升或心火暴盛的大法。

（2）虚证

病变主要在脾肾、脾气虚者，治以益气升清；肾气虚者，治以补肾益髓。切不可一见血压偏高，不辨虚实即用泻法，这一点对老年性高血压病患者尤为重要。

（3）虚实夹杂证

病情比较复杂，临证时宜详辨。其中虚火证，治宜先泻其火，后补其虚，以善其后。对于气虚痰阻者，其病变主要在脾，治宜健脾化痰、升清降浊。若蕴久化热，则宜佐以清热。

2. 针灸降压穴及治疗方法的选用

穴位有其相对特异性，不同治疗方法又各有不同的治疗作用，两者在临证时均应以辨证为根据选择应用，而不应一见血压偏高，不明病之虚实寒热，统统归属"肝阳上亢"或"阴虚阳亢"，予以针刺泻阳，而对温补之法畏而不用。

井穴、十宣为十二经之根，阴阳交接之所。井穴、十宣放血，具有开闭泻火之功，适用于肝火上升、肝阳暴涨、心火暴盛的实火证。百会为督脉、足太阳之会，灸之则益气升清、补益脑髓，适用于中、末期的虚证。百会放血，可清泄阳亢之热，故亦用于实火证之头痛、眩晕明显者。太阳是经外奇穴，但位于少阳之脉所过之处，太阳刺血可以与百会交替使用，用于头痛眩晕明显者。中脘为胃之募穴、脾之结穴，灸之具有益气化痰、宽中理气、升清降浊之效，适用于脾虚以及肝郁气滞而血压突然升高者。足三里为胃之合穴，灸之有健脾益气、化痰降浊之效，适用于气虚痰阻证以及预防中风。关元为任脉、肝经、脾经、肾经之会穴，灸之具有补肾益髓、引火归原、健脾柔肝之功，适用于肾气虚及阴虚阳亢证。五脏俞加膈俞，针刺取柔和针感，可以调和气血、扶正固本，适用于虚证、虚实夹杂证之血压波动者。涌泉为肾之井穴、根穴，位于人体的最下部，灸之具有补肾、引火下行之效，适用于肾虚及阴虚阳亢证。手足十二针，针刺阳经穴取较强的酸胀针感以泻阳，针刺阴经穴取柔和针感以补阴，适用于阴虚阳亢证及合并半身不遂者。若仅有高血压病，则可取曲池、丰隆。

总之，应用针灸降压，必须以中医理论为指导，真正做到"辨证施治"，才能收到应有的治疗效果。

三、口眼㖞斜病因证治及其后遗症的形成与治疗

口眼㖞斜（周围性面神经麻痹，简称面瘫）属于中医学中风病范畴。其病因有外因与内因之分，其病症有单纯性面瘫和面瘫与卒中半身不遂合并出现（中枢性面瘫）两大类。实践证明，外风证中有的治疗数次可愈，有的治疗多次不愈而遗留后遗症。其原因何在？

（一）病因病机

本病多因络脉空虚，或开窗睡觉，或乘车受风，尤其是耳孔受风，风寒之邪侵入阳明、少阳之络，以致经气阻滞、经筋弛

纵、缓不胜收而发病（外伤者除外）。由于人体感受风寒的程度不同、素质各异，故病后除见不同程度的蹙额、皱眉、耸鼻、闭目、露齿、吹口哨障碍等口眼㖞斜的症状外，尚有其他证候。临床根据不同证候，辨证如下。

1. 寒盛证

由于寒性凝滞、气血运行不畅，故患者于发病前 2~7 天多有耳后痛或偏头痛，口眼㖞斜发生后疼痛尤甚，严重时妨碍睡眠，此为发病初期的表现。若病程日久，则易形成寒凝血瘀、经筋失养。寒凝血瘀则见面肌僵硬，经筋失养则见面肌萎缩。若目失血养则见视物不明。"寒性收引"，初病可见面部拘紧。若病程日久寒邪不去，则现经筋收引之症，如病侧眼裂小于对侧、人中沟反而歪向病侧（倒错）、面肌抽搐，或见联动运动（当病人瞬目时上唇颤动，露齿时眼睛不自主闭合等）。由于寒盛则伤阳，阳伤则温煦作用不足，故见病侧面部畏寒喜暖，变天遇寒则收引症状加剧。阳伤则气化失司、水液停留、摄控无权，故流泪、流涎、舌质淡、苔白、脉浮弦，晚期可见平脉。翳风、完骨、阳白、颧髎等穴处可现压痛。此证属于面瘫的中等症。

2. 热盛证

由于平素阳盛，感受风寒之后，则易寒邪化热，出现热证。由于初感风寒，故患者于发病前 2~7 天出现耳后轻痛，或全身不适。待寒邪化热，疼痛很快消失。"热性弛缓"，故发病后症见额纹平坦光亮，上眼睑下垂，病侧眉低于对侧，上唇下垂，人中沟初病、久病皆歪向对侧，面肌松弛，此为初病之表现。若病久热盛伤阴则眼干，阴伤则经筋失濡而见面肌不自主瞤动。伴有性情急躁，口干思饮，大便干，舌质红，苔黄，脉滑数。翳风、颧髎等穴无压痛或轻痛。此证属于面瘫之重症。

3. 寒热并见证

此证有两种表现：①面肌表现一派寒证，如拘紧、疼痛、抽搐、僵硬等，同时伴有性情急躁、口干口苦，或口鼻起泡、大便干、舌质红、苔黄、脉滑数等热性证候。②面肌主要表现为寒象，如额纹平坦光亮，苔黄、脉滑数亦为寒热并见证候。此证属于面瘫之重症。

4. 风寒证

由于感受寒邪不重，寒邪亦未化热，故发病前多无前驱症，发病后可见面肌拘紧，但无疼痛（耳后、偏头）及面肌松弛之症，舌质淡，苔白，脉浮缓，翳风无压痛。此证属于面瘫之轻症。

（二）口眼㖞斜后遗症形成的原因

上述四证中，风寒证最轻，经治10次左右即可痊愈，故不会遗留任何后遗症。热盛证最重，但"热性弛缓"，症见面肌松弛，故此证若未治愈，也仅遗留面肌功能不全，而不会出现人中沟倒错、面肌抽搐等后遗症。所以出现后遗症的只有寒盛证及寒热并见（经寒里热）证。因为"寒性收引"，故寒证治法宜温散、温通。若医者不辨证施治，对于任何性质的面瘫一律使用一种治法——针刺，则寒邪不得消散。寒邪不除，经筋收引，焉有不出现人中沟倒错、面肌抽搐、病侧眼裂小于对侧、联动运动等后遗症之理。所以说，口眼㖞斜后遗症的形成，绝不是初病时医生取穴多少、针刺手法轻重、针刺深浅以及使用电刺激之故，实因施术者未辨证施治，寒邪日久未除之害。

（三）治法

1. 寒盛证

根据"寒则温之"的法则，本证无论初病或久病均宜治以温法，以温散风寒、温通气血。温法中包括：

（1）针刺热手法

进针得气后，用力徐徐压针 1~2 分钟，将针刺入应刺的深度，使针下或沿经出现热感。常用的穴位有翳风、完骨、风池穴，每次取 1 穴。

（2）艾灸法

以艾卷温和灸病侧的颊车、翳风穴，每次灸 10~15 分钟，灸至局部红润为止。灸法对于缓解面肌僵硬有卓效。

（3）穴位贴敷法

将鲜姜捣成泥，用三棱针点刺穴位出血后，以姜泥敷之，10分钟左右病人感觉面部发热，即可除去姜泥。常用的穴位有印堂、翳风、颧髎等，每次选 1~3 个穴。

（4）火针法

常用的穴位有阳白、四白、攒竹、太阳、颧髎、地仓、颊车、翳风、完骨等，是根据面部功能不全的症状，每次选用 4~6 个穴。《针灸聚英》《针灸大成》皆言面部忌用火针，这是所用器具不同之故。于书庄教授使用火针点刺面部穴位已十余年，从未给病人遗留任何痕迹；但宜直刺，切忌斜刺。

上述四法的应用，艾灸法每日 1 次。针刺热手法，若翳风、完骨不用火针点刺，则每周 3 次，每次取 1 穴。火针法，若针后针孔不红，则每周 2 次。若 1 周内用两次火针，则不必再用穴位贴敷法。若火针点刺后针孔发红，或病人惧怕火针，则采用穴位贴敷鲜姜泥法，1 周 2 次。

2. 热盛证

根据"热则清之"的法则，本证治以清热疏风。针刺有三组穴：

（1）阳白、四白、太阳。

（2）下关、颧髎、迎香。

（3）颊车、大迎、地仓、上唇缘（赤白肉际处）。

上述穴位，均取病侧，每次取1组，以三棱针轮流点刺放血。初病者每日1次，10次为1个疗程。休息后若热邪未清继续使用此法，若血色由深变浅则改用针刺面部穴位，间断使用放血法。针刺合谷、内庭穴以清里热；若大便干者加天枢穴，甚者佐以中药，如龙胆草、黄芩、元明粉、甘草等，以荡涤里热。热邪得清是控制病势发展、缩短疗程、提高疗效的途径。

3. 寒热并见证

本证治以温清并用。温法取穴同寒盛证，但以穴位贴敷法为主，因此法内寓两法，其中刺血具有祛瘀清热之功，敷姜起着温散风寒之效，故宜多用。清法，针合谷、内庭穴，大便干者加天枢穴，大便数日不行者佐以中药。

4. 风寒证

本证治以疏散风寒。此证最轻，使用针刺法治疗10次左右即可获效。其取穴法如下：

（1）远道穴位

因本病以阳明经病为主，故取合谷、三里穴。若见耳后痛（包括翳风穴压痛）、偏头痛、耳鸣、重听或听觉过敏，应属阳明、少阳经病，加取阳陵泉、合谷、外关穴，交替使用行气法。

（2）面部穴位

面部穴位的取用，应根据面部功能而定。如额纹浅，针阳白透鱼腰穴；若额纹上部未现，针阳白透头临泣穴；病久者加取正营穴；眼闭合不全针阳白透鱼腰穴或睛明穴；流泪针睛明穴或头维、头临泣穴；皱眉无力针攒竹；耸鼻无力针地仓透睛明穴；鼓腮漏气针地仓透颊车、颧髎穴；上唇下垂针地仓透人中穴；下唇拘紧针夹承浆穴等。临证应随时检查患者面部功能，每次选用3~4个穴。

（四）温法治疗口眼㖞斜临床分析

1. 一般资料

在门诊随机抽取口眼㖞斜者29例。男15人，女14人；14~30岁者10人，31~50岁者10人，51~63岁者9人；发病部位在左侧者13人，右侧者16人；初病者26人，第2次发病者2人，第3次发病者1人；病程1~7天者19人，21~60天者10人；寒邪偏盛证22人，经寒里热证7人。29例中，1例因腮腺气漏手术所致；1例在治疗前做电兴奋性检查，属于不完全性面神经变性。

2. 病情分析

（1）症状分析

29例中，除1例因手术所致不予统计外，其余28例中，发病前2~6天出现前驱症状者23例，占82.1%，未出现前驱症状者5例，占17.9%。前驱症状主要表现为耳后痛、偏头痛、后头痛、流泪、脸麻、眼跳、舌头麻木、味觉障碍、颞部痛、颈项强痛、性情急躁以及全身不适等。发病后除见不同程度的蹙额、皱眉、闭目、耸鼻、露齿、鼓腮功能不全外，29例中伴有面部拘紧者24人，耳后、偏头痛者24人，耳鸣者3人，耳胀者1人，听觉过敏者1人，耳重听者1人，流泪者10人，视物不明者1人，复视者1人，眼跳者2人，味觉障碍者3人。

（2）辨证依据

面部拘紧、耳后痛、偏头痛以及翳风、完骨、颧髎等穴压痛，是判断寒邪偏盛证的依据。若见面部拘紧而无疼痛者，是判断风寒轻症的依据。若见面部拘紧、耳后痛、偏头痛，查其舌质红、苔黄，伴有大便干，或口干舌燥，或口干喜饮，性情急躁者，是判断经寒里热证的依据。

（3）辨经依据

《灵枢·经脉》说："足阳明之脉……是动则病口㖞……"《灵枢·经筋》说："足之阳明，手之太阳，筋急则口目为僻。"临床实践证明，本病不仅属于足阳明、手太阳经筋病；其耳后痛、偏头痛、耳鸣、听觉障碍应属少阳经病；流泪、视物不明、复视应属足厥阴经病；味觉障碍应属手少阴经病。

3. 治疗结果

（1）疗效标准

痊愈：症状消失，检查无任何异常表现者为痊愈。显效：症状基本消失，外观大致正常，但检查时仍有某些功能不全者为显效。好转：症状减轻，外观轻度改善者为好转。无效：症状、体征无改善者，外观不正常者。

（2）结果分析

29例中，治愈15例，占51.7%；显效6例，占20.7%；好转6例，无效2例。总有效率96.5%。

（3）疗次与疗效的关系

治愈15例，共针267次，平均每例17.8次；显效6例，共针149次，平均每例24.8次；好转6例，共针123次，平均每例25次；无效2例，共针96次，平均每例48次。可见疗次与疗效的关系不成正比。

（4）证型与疗效的关系

寒邪偏盛证共22例，其中痊愈12例，显效6例，好转4例，无效0例。经寒里热证共7例，其中痊愈3例，显效0例，好转2例，无效2例。结果表明：单纯寒邪偏盛证易治；经寒里热证病情比较复杂，难愈。

（5）远期疗效

复查者11例，占29例的38%。11例中，痊愈9例，显效2例。显效例中，由于面部功能未全恢复，故而出现抽搐、联动运动等后遗症。

4. 寒邪偏盛证病案举例

病例 1：时某，男，48 岁。

病史：患者于 3 天前，午睡后自觉左脸不适，当晚发现口眼㖞斜，漱口时漏水，耳后头项疼痛，食物滞留，流泪，左脸发紧、麻木，饮食、二便如常，口干虽饮水而不解。

检查：左额纹变浅，皱眉力弱，眼闭合不全，不能耸鼻，鼓腮漏气，示齿不对称，口歪向右。苔白厚略黄，脉沉滑。

辨证：阳明、太阳、少阳、足厥阴经脉痹阻。

治疗：取穴：①阳白、四白、人中、承浆、下关、地仓透颊车、完骨（热手法）、合谷、外关（行气法），治疗 7 次。②前组穴去四白、承浆，加太阳、迎香、足三里，治疗 6 次。③阳白透鱼腰、迎香、颧髎、地仓透颊车、完骨（热手法）、合谷（行气法），治疗 8 次。共治疗 21 次，病愈。

【按语】本例患者发病，前驱期 5~6 小时，急性期 10 天。在治疗过程中，眼仍流泪，故在 3 组穴中加取睛明与头维、头临泣交替使用，治疗 5 次后，流泪消失。

病例 2：王某，男，40 岁。

病史：患者今日来诊时性情急躁善怒，右偏头痛。昨日午休脸吹风后，感觉右脸发紧，继而出现口眼㖞斜，舌麻无味觉，食物滞留，流泪。

检查：右额纹消失，皱眉、耸鼻、闭目无力，鼓腮漏气，人中沟歪向左侧，右鼻唇沟变浅。苔薄白，脉弦细。

辨证：阳明、少阳、厥阴、少阳经脉痹阻。

治疗：① 阳白、四白、地仓透颊车、下关、完骨（热手法）、合谷（行气法）。② 攒竹、太阳、颧髎、外关、合谷（行气法）。两组穴交替使用，均取病侧。

治疗 1 次后病情稳定，急性期 2 天。治疗 5 次后面部功能开始恢复。治疗 10 次后味觉恢复，面部功能仅耸鼻力弱，人中沟歪向左侧，针刺改为地仓透睛明，外关、合谷（行气法）。治疗 2 次后耸鼻正常，仅人中沟歪向左侧，针刺改为人中透巨髎、地仓透颊车、完骨（热手法）、外关、合谷（行气法）。又治疗 2 次，共 14 次，病愈。

病例 3：卢某，女，44 岁。

病史：患者发病前眉棱骨痛 5~6 天，3 天前出现口眼㖞斜、流泪、眼跳、无塞饭、漏水、耳聋等症状，味觉正常。

检查：右额纹变浅，不能皱眉，闭目无力，不能耸鼻，鼓腮漏气，右鼻唇沟变浅，人中沟歪向左侧，口歪明显，完骨穴压痛（++）。苔薄白，脉浮弦。

辨证：阳明、少阳经脉痹阻。

治疗：针阳白、四白、地仓透颊车，翳风与完骨交替使用（热手法），合谷与外关交替使用（行气法）。共治疗 10 次，其中火针与针刺并用 4 次，单纯针刺 6 次。火针点刺穴位：阳白、完骨、颧髎、太阳、下关、颊车，每次点刺 3~5 针。

【按语】本案患者自发病时，病情不断加重，出现食物滞留、前额痛，急性期 8 天，随着进一步的治疗开始出现额纹，面部功能仅人中沟稍偏向左，示齿基本对称。以后又出现重听，故针穴改为人中、地仓透颊车，翳风与完骨交替使用（热手法），下关（热手法）、合谷、外关交替使用（行气法）。1 周后体力恢复，停针观察年余而愈。

病例 4：尹某，女，40 岁。

病史：患者右口眼㖞斜 1 个月。两周前右眼视物不适、流泪，继而口眼㖞斜，病后即赴某医院以针灸治疗二十多天未效，故来针灸科找于书庄教授诊治。

检查：右侧额纹仍浅，右眼不能闭合，眼裂约 0.5cm，皱眉、耸鼻力弱，鼓腮漏气，食物滞留，口歪明显，人中沟歪向左，右耳周围疼痛。苔薄白，脉沉细。

辨证：阳明、少阳经脉痹阻。

治疗：共治疗 7 次，其中印堂、阳白交替放血 2 次，印堂与完骨交替刺血敷姜 4 次。治疗 14 天而愈。

【按语】本案患者系单纯寒证，病程 1 个月，由于"寒性凝滞"容易形成瘀血，故给予放血用以祛瘀行血。姜性温散，刺血敷姜，具有祛瘀、温散寒邪之双重作用，如此瘀祛寒除故病得以痊愈。

5. 经寒里热证医案举例

病例 1：刘某，女，21 岁。

病史：患者右口眼㖞斜 2 个月。2 个月前洗澡后，开窗受风，次日即感右侧面部不适，漱口时漏水，食物滞留，两周后右耳后开始疼痛。病后即用针灸、中药治疗，未效。于是求治于于书庄教授。现右耳后轻度疼痛，右脸拘紧，流泪，大便干，2~3 日 1 行。

检查：右额纹消失，眼闭合差，眼裂 4~5cm，皱眉、耸鼻力弱，鼓腮漏气，口歪明显。舌质红，苔薄黄，脉沉细紧。

治疗：共治疗 54 次，历时 10 个月而愈。54 次中，完骨与风池交替取用（热手法）。阳白、颧髎、下关等穴刺血敷姜 4 次，阳白放血 1 次，合谷与外关交替使用（行气法）。

【按语】本案疗程如此之长，实因辨证有误（当时辨为"寒邪偏盛证"）、治疗失当（未清里热）。其耳后痛、面部拘紧乃是寒证（经寒），但其舌质红、苔薄黄、大便干 2~3 日 1 行，乃是里热。本病明为经寒里热、寒热并重证，但当时只知其寒，未明其热。由于辨证有误，故治疗只用温法而未用清法。假若当时加刺天枢、内庭以清泄里热，或用元明粉、大黄、甘草等药以荡涤腑热，如此使寒邪得除、热邪得清，则病可早日得愈。

病例 2：王某，女，24 岁。

病史：患者右口眼㖞斜 2 个月。2 个月前开始性情急躁，两天后右脸肿，当日下午舌扭转，说不出话，口眼㖞斜，流涎，食物滞留，面部拘紧，复视，次日耳后疼并向面部放散，持续 20 天，病后即赴某医院诊治未效。近一周来脸肿消失，食欲佳，口干思饮，口鼻经常起泡，性情急躁，大便干，7 日 1 行。

检查：右额纹消失，不能皱眉、耸鼻，眼闭合不全，眼裂约 0.4cm，鼓腮漏气，口歪向左，右鼻唇沟变浅。舌质红，苔黄厚，脉沉。

治疗：共治疗 90 次，历时 10 个月。90 次中，火针点刺 5 次，分别点刺四白、太阳、颧髎、大迎、地仓、迎香，每次取 3~4 穴。放血 6 次，分别取用阳白、四白、太阳、颧髎、颊车、地仓、攒竹等穴，每次取 3 穴。刺血敷姜 4 次，分别取用印堂、颧髎、翳风、迎香，每次取 2~3 穴。行气法 15 次，分别取用合谷、外关。在治疗过程中，右侧额纹大致正常，皱眉、闭目、耸鼻、示齿均明显好转。但 2 个月后出现右侧面肌抽搐，4 个月后出现右侧面肌萎缩、上眼睑松弛等后遗症。

【按语】本案面部拘紧、耳后痛持续 20 天，并向面部放射，后期面肌抽搐、面肌萎缩均为寒证，但开始时性情急躁，以后口干思饮、口鼻经常起泡、大便干 7 日 1 行、舌质红、苔黄厚，皆属热证。本病实属经寒里热、热重于寒证。本病虽然病情重而复杂，若辨证施治得当，亦取得较好疗效。

6. 讨论

（1）针灸治疗口眼㖞斜的方法很多，于书庄教授根据"辨证论治"的原则，将口眼㖞斜分为风寒证、寒邪偏盛证、热邪偏盛证三型。风寒证最轻，治疗 10 次左右可愈。对"寒邪偏盛证"，根据"寒则温之"的法则，运用温法治疗 29 例，取得 51.7% 的治愈率。在实践中，进一步认识到寒邪偏盛证包括"经寒里热证"。实践表明，单纯寒证，运用温法可以取得满意效果。对于经寒里热证，还需温清并用，才能收效。

（2）在取穴方面值得提出的是，刺睛明治流泪，要求眼内有热感；刺翳风治耳鸣及听觉障碍（重听、听觉过敏），要求耳内有热感；深刺完骨、翳风 1.5 寸治味觉障碍也要求针下有热感。在治疗方法方面，治疗寒证，尤其病程日久者，放血法的使用亦不容忽视，因寒证易形成寒凝血瘀证，放血法具有祛瘀行血的功效，瘀祛新生则病易愈。

（3）在治疗过程中，应该经常检查病人面部功能恢复情况，采取相应的治疗措施，如耸鼻力弱，则取地仓透睛明；若上唇下垂，则取地仓透人中等，以免因某一功能未恢复而延长治疗时间。

（五）清法治疗口眼㖞斜（热邪偏盛证）临床分析

热邪偏盛证，在口眼㖞斜病中属于重型难治之证。于书庄教授在治疗口眼㖞斜病中，选取了属于此证者 21 例进行分析。

1. 一般资料

21 例中，男 13 人，女 8 人；14~40 岁者 8 人，41~50 岁者 9 人，51~64 岁者 4 人；病程在 1~21 天者 10 人，1~3 个月者 6 人，1~5 年者 3 人，10~20 年者 2 人；发病部位在左侧者 8 人，右侧者 13 人。21 例中，首次发病者 19 人，2 次发病者 1 人，3 次发病者 1 人。21 例中，有 1 例曾做电兴奋检查，表明面神经 80% 坏死。

2. 病情分析

（1）症状分析

21 例中，发病前 1~7 天出现前驱症状者 14 例，占总例数的 66.6%，未出现或记忆不清者 7 例。前驱症状主要表现为耳后痛、后头痛及偏头痛者 5 例，耳鸣者 2 例，听觉及味觉障碍者

1 例，流泪者 1 例，眼跳者 1 例，脸肿胀者 1 例，脸麻者 2 例，全身不适者 2 例。发病后，除见严重的蹙额、皱眉、闭目、耸鼻、鼓腮、示齿功能不全或消失外，出现耳鸣者 4 例，重听者 2 例，耳后翳风穴压痛（+）者 6 例，流泪者 8 例，味觉障碍者 3 例，味觉障碍与听觉过敏同时出现者 1 例，脸麻木者 2 例，眼干者 1 例。

（2）辨证依据

热证的主要特征为额纹平坦光亮，上眼睑下垂，甚则影响视力，上唇下垂，面肌松弛，人中沟始终歪向健侧，伴有口苦口干、大便干、舌质红、苔黄、脉弦滑。病程日久，由于热盛伤阴，故见眼干；阴伤则经筋失濡，故面肌不自觉眴动。

若病程日久，除见上述热证特征外，出现不同部位的拘紧，或眼裂小于对侧，或联动运动者为寒热夹杂证。21 例中，出现不同部位拘紧者 3 例，眼裂小于对侧者 1 例，联动运动者 3 例。

（3）辨经依据

具体见前文"温法治疗口眼㖞斜临床分析"。

3. 治疗结果

（1）疗效标准

见"温法治疗口眼㖞斜临床分析"。

（2）结果分析

21 例中，除 1 例治疗 9 次不予统计外，其余 20 例中治愈 4 例，占 20%；显效 6 例，占 30%；好转 9 例，占 45%；无效 1 例，占 5%。总有效率为 95%。

（3）疗次与疗效的关系

治愈者 4 例，平均每例治疗 31.5 次；显效者 6 例，平均每例治疗 38.6 次；好转者 9 例，平均每例治疗 56.6 次；无效者 1 例，治疗 17 次。可见疗次与疗效不成正比关系。

（4）病程与疗效的关系

治愈者 4 例，平均每例病程为 5.5 天；显效者 6 例，平均每例病程为 24.3 天；好转者 9 例，平均每例病程为 183 天；无效者 1 例，病程为 90 天。可见病程短者疗效较佳，但又不是决定因素。因此，病情轻重是左右病程长短和疗效的关键。

4. 病案举例

病例 1：高某，男，46 岁。

病史：口眼㖞斜 5 天。患者于 1 周前上午自觉左侧面部活动不便，当晚左眼闭合不全，漱口时漏水，食物滞留，耳鸣，睡眠、饮食、二便均可。

检查：不能抬眉、皱眉、耸鼻，眼裂约 0.4cm，鼓腮漏气，左鼻唇沟消失，人中沟向右，上眼睑和上唇下垂，面肌松弛。舌质红，苔薄白，脉弦。

辨证：热邪偏盛证，病属阳明、少阳经。

治法：疏风清热。

治疗：取穴：①阳白、四白、太阳。②迎香、颧髎、下关。③地仓、颊车、大迎。均取病侧，三组穴轮流使用三棱针点刺放血。针合谷与外关，交替使用行气法；足三里与阳陵泉交替取用，进针得气后取较强针感。

治疗 9 次，血色由深变为浅红。休息 1 周后，已无食物滞留，皱眉、耸鼻、鼓腮力弱，左脸仍感松弛。针刺面部穴改为阳白透鱼腰，额纹上部未出现时，阳白透头临泣；耸鼻力弱，取迎香透睛明；上唇下垂，取人中透颧髎与上唇缘放血交替取用。治疗 10 次，休息 1 周后复查额纹、皱眉两侧相等，人中沟基本居中，耳鸣减轻，耸鼻、示齿力弱，针刺面部穴改为四白透睛明，地仓透迎香穴，人中透巨髎，翳风与完骨交替取用。治疗 10 次，休息 1 周后查示齿两侧相等，耳鸣轻微，鼓腮已不漏气，仅上唇稍低。继续治疗 4 次，共治疗 33 次，停针观察。

病例 2：何某，男，40 岁。

病史：左口眼㖞斜 38 天。患者发病前无不适，口眼㖞斜后，耳后痛，味觉、听觉均有障碍，病后曾经针灸等法治疗未效。现耳后痛消失，食物滞留，味觉障碍。

检查：左侧额纹平坦光亮，左眉低于右眉，不能皱眉，眼闭合不全，眼裂约 0.5cm，上眼睑下垂，不能耸鼻，鼓腮漏气，示齿仅有一颗门牙，人中沟歪向右，左鼻唇沟浅，翳风等穴无压痛。舌质红，脉浮弦。

辨证：寒邪化热，热邪偏盛证。病属阳明、少阳、少阴经。

治法：清热疏风。

治疗：取穴：①阳白、四白、太阳。②下关、颧髎、迎香。③颊车、大迎、地仓。以上三组穴均取病侧，用三棱针轮流点刺放血。针翳风与完骨交替取用，合谷与外关交替使用行气法，足三里之双侧均取较强酸胀感。

经治 10 次，休息 5 天后，查左额纹未现，不能皱眉、耸鼻，眼裂约 0.3cm，示齿、人中沟、鼓腮无变化，舌质红，苔白，脉沉。表明热邪减轻，继用前法治之。针刺改为放血与针刺交替取用，放血取穴同前，上唇下垂加刺上唇缘点刺放血。额纹平坦、眼闭合不全取阳白透鱼腰，四白透睛明；流泪取头维、头临泣；不能皱眉取攒竹；不能耸鼻取地仓透睛明；鼓腮漏气取颧髎，地仓透颊车。耳后翳风与完骨交替取用，合谷与外关交替使用行气法，足三里与阳陵泉交替取用。每次针刺 7～8 穴。经治 24 次后，左眼闭合较前进步，眼裂 0.1cm，耸鼻左低。经治 51 次，查额纹基本对称，皱眉、闭目、耸鼻力弱，示齿两侧对称，鼓腮不漏气，人中沟居中。

病例 3：武某，男，64 岁。

病史：左口眼㖞斜 9 天。患者于 1 周前患感冒，两耳鸣，晨起时发现左侧口眼㖞斜，病后即来针灸科找于书庄教授诊治。

检查：不能蹙额、皱眉、耸鼻，闭目不全，眼裂约 0.2cm，鼓腮漏气，示齿左侧不见齿，上眼睑和上唇下垂，人中沟歪向右侧，自觉面肌松弛。舌质淡，苔黄腻，脉滑数。

辨证：热邪偏盛证，病属阳明、少阳经。

治则：疏风清热。

治疗：取穴：①阳白、四白、太阳。②下关、颧髎、迎香。③地仓、大迎、颊车、上唇缘。三组穴均取病侧，轮流用三棱针点刺放血。针翳风与完骨交替取用，合谷、外关交替使用行气法，足三里得气后均取较强酸胀针感。

经治 9 次后，面部功能开始恢复，急性期 12 天。共治疗 27 次，查其面部功能均恢复正常。27 次中，放血 22 次。

5. 讨论

（1）关于面神经麻痹之分型

于书庄教授在临证时将本病分为三型，其根据是：① 风寒证多无前驱症状，发病后伴有面部拘紧，但无疼痛（包括翳风穴压痛）及面肌松弛等症，舌质淡、苔薄白者为轻症。② 寒邪偏盛证多有前驱症状，如耳后痛、偏头痛、耳鸣、面部拘紧等，发病后上述症状更加明显，或见味觉及听觉障碍，病久则见病侧眼裂小于对侧、人中沟歪向病侧、面肌僵硬或面肌萎缩、病侧怕冷喜暖、翳风等穴压痛、舌质淡、苔薄白者为中等症。③ 热邪偏盛证多见前驱症状，如耳后痛、偏头或脸有木感、眼跳、复视等，发病后疼痛很快消失，症见额纹平坦光亮，上眼睑、上唇下垂，面肌松弛，甚则颈肌亦松弛，人中沟始终歪向健侧，伴有口苦口干、大便干或性情急躁等症。久病可见眼干，或不自觉面肌眴动者为重症。寒热并见者，如面部见寒证，但伴有口苦、口干、大便干、舌质红、苔黄者，或面部有的部位拘紧，有的部位松弛，伴有口苦、口干、大便干、舌质红、苔黄者均为重症中的重症。

（2）于书庄教授经过多年临床实践，对于单纯寒证，包括内热不重者（口苦、苔黄，但大便不干），使用温法可以取得51.7%治愈率；单纯热证，使用清法可取得70%治愈率。

（六）温法治疗口眼㖞斜后遗症（继发性面肌痉挛）临证分析

于书庄教授在针灸门诊收集口眼㖞斜后遗症属于继发性面肌痉挛者34例，进行了分析。

1. 一般资料

34例中，男17人，女17人；11~20岁者3人，21~30岁者10人，31~40岁者4人，41~50岁者7人，51~60岁者7人，61岁以上者3人，以青壮年为多；病程6个月~1年者18人，1.5~3年者9人，5~10年者5人，19~20年者2人；发病部位在左侧者17人，右侧者17人。34例中，有2例在治疗前做电兴奋检查，皆属于面神经不完全变性。

2. 病情分析

（1）面部功能

面部功能包括蹙额、皱眉、闭目、耸鼻、鼓腮、示齿6项。34例中，面部功能基本恢复者10人，1项功能明显不全者8人，2项功能明显不全者7人，3项功能明显不全者1人，4项功能明显不全者7人，记录不详者1人。

（2）后遗症的表现及例数

病侧眼裂小于健侧者10人，人中沟歪向病侧者17人，面肌抽搐者34人，联动运动者7人，面肌萎缩者8人，流泪者8人，面肌僵硬者1人，耳后痛者8人，面部拘紧、怕冷且变天加重者28人，耳鸣者4人，目系痛者1人，面部浮肿者1人。

（3）辨证依据

病侧眼裂小于健侧，人中沟歪向病侧，面部拘紧、怕冷，遇热则舒，耳后痛，抽搐、僵硬、萎缩等，为判断风寒稽留、经筋收引的依据。

（4）辨经依据

具体见"温法治疗口眼㖞斜临床分析"。

3. 治疗效果

（1）疗效标准

面部功能恢复，平时和诱因存在时痉挛消失，或见抽动者为基本痊愈。面部功能大部分恢复，痉挛明显减轻者为无效。面部功能部分恢复，痉挛减轻者为好转。面部功能和痉挛无明显改善者为无效。

（2）结果分析

34 例中，基本痊愈者 14 例，占 41.17％；显效者 7 例，占 20.58％；好转者 8 例，占 23.52％；无效者 5 例，占 14.7％。总有效率为 85.3％。

（3）疗次与疗效的关系

基本痊愈者 14 例，共治疗 469 次，平均每例治疗 33.5 次；显效者 7 例，共治疗 121 次，平均每例治疗 17 次；好转者 8 例，共治疗 145 次，平均每例治疗 18 次；无效者 5 例，共治疗 136 次，平均每例治疗 27 次。可见治疗口眼㖞斜后遗症，疗次与疗效成正比关系。

（4）病程与疗效的关系

34 例中，病程 6 个月~1 年者 18 例，其中基本痊愈者 9 例，占 18 例的 50.0％；病程 1.5~3 年者 9 例，其中基本痊愈者 4 例，占 9 例的 44.4％；病程 5~10 年者 5 例，其中基本痊愈者 1 例，占 5 例中的 20％；病程 19~20 年者 2 例，其中无基本痊愈例。

上述结果表明：口眼㖞斜并不能不治自愈。俗曰：病程长者难治，实为难治才病程长。口眼㖞斜后遗症，经过温法治疗也能收到一定效果。

4. 病案举例

病例 1：张某，女，48 岁。

病史：患者两年前开始左眼跳动、抽搐，继而口眼㖞斜，鼓腮漏气，食物滞留，人中沟歪向右侧，左耳后痛，经治疗病情有所好转。现左眼、面肌、口角抽搐，每日 10 次左右，伴有头晕、心烦、恶心，四肢麻木，饮食增加，善饥，小便次数和尿量增多。既往患高血压病 15 年、糖尿病 12 年。

检查：左眼裂小于右侧，人中沟歪向左侧（倒错），面部持续抽搐，阵发性加重，血压 230/130mmHg。舌质红，舌微颤，苔薄黄，脉弦细。

辨证：胃火炽盛，肾阴亏虚，风寒稽留，经筋收引。

治法：开始宜清泻胃火、补益肾阴，继而温散风寒、息风解痉。

治疗：首取手足十二针 14 次，进针得气后，阴经穴取柔和酸胀针感，阳经穴取较强酸胀针感。继取五脏俞 6 次，皆取柔和针感，其中曾于金津、玉液与百会交替放血 6 次。

经过上述治疗，饮食减少，小便次数减少，头晕减轻，胸闷缓解，血压维持在（180~200）/（120~130）mmHg 之间。继而改用温散风寒、息风解痉法。取穴：完骨与风池交替取用（热手法）；合谷与外关交替取用（行气法）；阳白、四白与颧髎、地仓交替取用，火针点刺；双侧足三里（徐内疾出）。治疗 24 次。两侧眼裂等大，面部拘紧减轻，抽搐缓解过半，但遇精神紧张、天冷时抽搐仍作。又经 10 次治疗后，两侧额纹、皱眉、闭目、耸鼻相等，示齿时人中沟稍偏向左，抽搐缓解，耳后不痛，血压 150/110mmHg。

病例 2：王某，男，74 岁。

病史：右脸抽动 9 年。患者 9 年前因开窗睡觉出现右偏头痛，4~5 天后口眼㖞斜，病后经多方治疗未愈。现右脸抽动频繁，抽动时耳闻声如鼓，看书、迎风、吃饭时流泪，病侧面部怕冷，阴天抽动明显，时有头痛。

检查：右眼裂小于左侧，人中沟歪向右侧（倒错），翳风穴明显压痛。舌质红，苔白，脉弦浮。

辨证：风寒稽留，经筋收引。病属阳明、少阳、厥阴经。

治法：温散风寒，舒筋解痉。

治疗：火针点刺四白、颧髎、地仓、大迎、翳风、完骨、颊车（病侧），每次取4~5穴，以温散风寒。针足三里、中脘、气海（热补法），以补益正气。合谷与外关交替使用行气法，要求气至病所时面部有热感，以温经散寒。

火针点刺6次，扶助正气3次，右脸抽动次数减少一半，力量减轻一半，面部仍感怕冷。

第2疗程：针翳风、完骨、风池（病侧），每次取1穴（热手法），合谷与外关交替使用行气法，眼睛周围拘紧取用阳白、四白、养老。治疗14次，抽动减轻过半（70%）。

第3疗程：病侧翳风、完骨，每次取1穴，三棱针刺血敷鲜姜泥，合谷与外关交替使用行气法，病侧四白、颧髎、足三里（热手法）。治疗5次后，联动运动缓解，翳风穴压痛、耳鸣消失。继续使用此法治疗13次，抽动基本控制（约90%）。

第4疗程：翳风穴压痛消失后，再敷姜无效，故改针完骨、足三里（热手法），列缺用行气法，颧髎点刺出血敷姜。治疗3次后，抽动控制90%以上。共治疗44次，停针观察。1年后抽动复发，右眼、耳后跳动，牵扯口角。给予翳风、印堂敷姜，针刺外关、足三里2次，抽动缓解。停针观察，病情稳定，偶有跳动。

病例3：王某，女，43岁。

病史：患者10个月前无明显诱因发现口眼㖞斜，经针灸、穴位注射及口服维生素等治疗，病情好转。4个月前右下眼睑、面部、口角跳动，次数频繁，尤以说话时为甚，右侧面部拘紧，眠差梦多，纳可，便调。

检查：右侧眼裂缩小，不能鼓腮，示齿时口角歪向右，右面肌萎缩，额纹存在，闭目尚可。舌质红，苔薄黄，脉沉细。

辨证：风寒稽留，经筋收引。病属阳明经。

治法：温散风寒，舒筋解痉。

治疗：针完骨、足三里（热手法）、外关（行气法），火针点刺病侧四白、颧髎。

共治疗34次。34次中完骨易风池1次、风府2次，外关易合谷3次，足三里易三阴交1次。火针点刺9次，印堂敷姜1次。经治18次后，抽动明显减轻，30次后变天时病情也不加重，病情好转80%～90%，停针观察。1年后复查，病情由显效逐渐转为痊愈。

病例4：刘某，女，29岁。

病史：左口眼㖞斜4年，左脸抽动3年。患者自口眼㖞斜后，经针灸治疗数月未愈。现左面拘紧，眼睑、口角抽动，流泪，耳鸣，纳可，睡眠多梦，二便调，月经正常。

检查：两侧额纹相等，皱眉、闭目、耸鼻力弱，鼓腮漏气，左上唇低下，人中沟歪向左（倒错），闭目时口唇动。舌质淡，苔白，脉弦细数。电兴奋检查表明面神经不完全变性。

辨证：风寒稽留，经筋收引。病属阳明、少阳、厥阴经。

治法：温散风寒，舒筋解痉。

治疗：针完骨、翳风、风池，每次取1穴用热手法。外关与合谷交替使用行气法，气至病所后要求面部有热感。印堂刺血敷姜，下唇紧取夹承浆刺血敷姜。

共治疗38次，其中印堂、夹承浆刺血敷姜3次。经治20次后，抽动、拘紧、流泪明显减轻。28次后抽动减轻80%。37次后查额纹、皱眉、耸鼻两侧相等，仅鼓腮、示齿稍差，尚有眼酸流泪，偶尔鼻翼抽动一下。停针观察，病情稳定。

病例 5：芦某，男，26 岁。

病史：患者半年前洗澡后受风，开始左眼迎风流泪，继而口眼㖞斜，经电针治疗两周后出现痉挛，随即理疗，口眼㖞斜好转，痉挛仍未解除。现左脸拘紧、抽动，四肢欠温。

检查：人中沟偏左，鼻唇沟稍浅，耳后痛。舌质淡红，苔薄白，脉沉弱。

辨证：风寒稽留，经筋收引。病属阳明、少阳经。

治法：温散风寒，舒筋解痉。

治疗：四白、阳白、颧髎、地仓、翳风、禾髎、夹承浆，火针点刺，每次取 3~5 穴。地仓、翳风、颧髎、印堂、禾髎、夹承浆，刺血敷姜，每次取 2 穴。合谷与外关交替使用行气法，足三里与阳陵泉交替使用热手法。

共治疗 13 次，其中火针点刺 7 次，穴位贴敷姜泥 6 次，上下唇缘放血 1 次。治疗 4 次后，耳后痛消失。治疗 6 次后，人中沟居中，鼻唇沟对称，抽动基本缓解。治疗 12 次后，抽动消失，面部稍感拘紧，停针观察。

5. 讨论

（1）温法使用的指征是有口眼㖞斜病史，同时还有"凝滞收引"所表现的疼痛、僵硬、面部拘紧、抽搐、人中沟倒错、眼裂小等症状。临床若见舌质红、苔薄黄的热象，而未见大便干之里热不盛者，仍可使用温法，而不需用药（清泻药），即可收效。

（2）本组 34 例均接受过各种治疗方法，如针灸、电针、中药、按摩、穴位注射维生素、口服维生素以及芥子末敷、鳝鱼血涂抹等，面部功能基本恢复者 16 例，面部功能未恢复者 18 例。但 34 例皆出现面肌痉挛等后遗症。通过温法治疗，取得 85.29% 的疗效，表明温法治疗本病优于其他疗法，说明本证辨为"寒证"是符合客观事实的，也进一步证明"辨证论治"的优越性。

（3）温法治疗的效果是在面部功能恢复的基础上实现的。因此，面部功能基本恢复者易治，面部功能未恢复者难治且疗程要长。出现面肌萎缩者，多与鼓腮功能不全有关。

（4）在此值得提出的还有：① 抽搐或跳动不仅见于后遗症，个别病例初期亦见此症。② 使用温法时要注意个体对每种温法的敏感性，如敷姜效果好即应多用此法等。

四、面肌痉挛

（一）行气法治疗面肌痉挛102例临床分析

面肌痉挛是一种以阵发性面肌抽搐或痉挛为主要表现的顽固性疾病。于书庄教授在针灸门诊对运用"行气法"（系指运用手法激发经气，使经气由刺激点开始，沿着所激发的经络到达"病所"的一种针刺手法）治疗102例面肌痉挛的近期疗效及远期疗效进行了总结。

1. 一般资料

本组102例中，男性49人，女性53人；15岁以下者1人，16~35岁者30人，36~55岁者60人，56岁以上者8人，其余为记载不清者；发病部位在左侧者43人，右侧者55人，双侧者4人；病程1个月以下者17例，两个月到半年者33例，6~10年者11例，11年以上者7例，其中最长者30年，最短者1天。

病因：原因不清者41例，面神经麻痹后遗症引起者24例，各种精神因素引起者23例，因劳累过度者5例，感风寒者3例，其他如拔牙、产后发烧、更年期症候群等因素引起者6例。

按中医辨证分型，风寒稽留型22例，气血两亏型45例，阴虚阳亢型19例，肝肾阴虚者7例，其他如脾虚湿重、肾阳不振及痰火内盛等9例。

2. 辨证施治

（1）风寒稽留型

此型患者多继发于面神经麻痹后，临证初期常见到耳后疼痛，继而口眼㖞斜，随口眼㖞斜的逐渐恢复同时出现眼睑痉挛或口角牵动、面部拘紧或有压痛。舌苔薄白，脉平或沉细。治宜祛风散寒，通经活络。取完骨用烧山火刺法，外关用行气法，并针足三里。

（2）气血两亏型

患者面部肌肉跳动或抽动，伴有气短乏力、自汗、纳呆、便溏、头晕、多寐、肢体麻木、面色不华。舌质淡，舌体胖大，边有齿痕，脉虚弱。治宜补气养血、息风。取百会、中脘、气海、关元、足三里，于合谷用行气法。

（3）肝肾阴虚型

患者面部肌肉抽动或跳动，伴有头晕耳鸣、急躁易怒、月经不调，肌肉抽动与情绪变化有关。舌红少津，脉弦细而数。治宜滋补肝肾、解痉息风。取百会、风池、太溪、太冲、人中，于内关、合谷、列缺用行气法。

（4）阴虚阳亢型

患者面部肌肉抽动或跳动，常伴有头晕头痛、失眠多梦、烦躁易怒、便干溲赤、口苦、两胁胀痛。舌红苔黄，舌中裂，脉弦数。治宜滋阴潜阳、平肝息风。取百会、风府、太冲、人中，于合谷、内关或外关用行气法。

（5）脾虚湿重型

此型患者宜健脾益气、息风。取百会、中脘、章门、阴陵泉、足三里、三阴交，于内关用行气法。

（6）肾阳不振型

此型患者取督脉穴为主，可选用百会、风府、哑门、大椎、身柱、神道、至阳、筋缩、脊中、悬枢、命门、阳关、长强等穴，同时于后溪用行气法。

（7）痰火内盛型

此型患者宜化痰清热、息风。取人中、膻中、中脘、阳陵泉、丰隆，于内关、合谷用行气法。

3. 治疗结果

（1）疗效标准

①控制：在平静状态及诱因存在的情况下，面肌痉挛消失。

②显效：在平静状态下，面肌痉挛不发作；有诱因存在时，仅表现轻微跳动，但次数明显减少，力量减弱，范围缩小。

③好转：在平静状态下，面肌痉挛不明显，诱因存在时痉挛即出现，但比较剧烈的阵发性痉挛减少，力量减弱。

④无效：经过针刺治疗达 10 次而面肌痉挛无明显改善者。

（2）疗效判定

102 例患者中除 3 例只治疗 1 次不予统计疗效外，其余 99 例的有效率为 82.8%；而应用一般方法（中药、西药、理疗、封闭及普通针灸等）治疗的 43 例有效率仅为 23.2%。可见两法的疗效是有显著性差异的，见表 5-1。

表 5-1　　　　　　　　行气法与一般疗法的比较

方法	例数	效果				
		控制	显效	好转	无效	有效率
行气法	99	15	26	41	17	82.80%
一般疗法	43	2	0	8	33	23.20%

（3）激发次数与感传距离的关系

在运用行气法治疗过程中，曾对 94 例患者进行反复多次的激发，结果表明：激发次数越多，感传的距离越长，甚至可一直到达面部。

（4）感传距离与疗效的关系

通过激发治疗发现，传程越长者，疗效越好；感传不明显者，疗效则较差，见表5-2。

表5-2 疗效与激发感传的关系

传程	效果				
	控制	显效	好转	无效	有效率
肩以上	8	21	24	5	91.40%
腕以下	2	3	7	3	80%

（5）病程与疗效的关系

通过102例面肌痉挛的临床分析可以看出，病程越短，痉挛范围越小，治疗效果越佳；痉挛时间较长，范围较广，治疗效果则较差。如轻度痉挛及病程在半年以内者，有效率为91.2%，治愈率可达32.4%；而病程超过半年者，有效率为80.2%，治愈率仅为6.5%。

（6）远期疗效

通过对32例患者1个月至两年半的随访，其中只有2例复发，复发率为6.3%。可见行气法治疗面肌痉挛的远期疗效是比较可靠的。

4. 讨论

（1）面肌痉挛是一种比较顽固的疾病，古今文献对本病均缺少系统完整的记载，更少见行之有效的治疗措施。于书庄教授试用行气法治疗本病，不仅取得了较为满意的近期疗效，且取得了较稳定的远期疗效（76.3%）；而用其他方法对照治疗的近期有效率仅为23.2%，远期有效率为18.8%。可见行气法治疗面肌痉挛的优越性，同时也有力地支持了古人所谓"气至病所"、"气至而有效"的正确论断。

（2）行气法古人亦谓行气法，也就是我们所说的手法激发。施行这一手法必须保持环境安静，温度适宜（20℃~25℃），医患双方均须保持宁静状态，然后医者进行轻微的捻转或震颤，使患者得到一种柔和持久的刺激。此外，还需嘱患者宽衣解带，以保持感传的顺利进行；若遇有经气偏离现象，应随时调整进针的深度与方向；等候片刻，或使用循经按切的方法，帮助经气通过关节而到达病所。

（3）肌肉抽动或痉挛，全身各部均可出现，而以头面部最为常见，皆因头为诸阳之会，风为阳邪，阳主动，风阳上干，因而头面部容易发生痉挛。本病也多因气血亏虚、血不荣筋所致，102例中，43例为气血亏虚，占总数的44.1%。

（4）从临床分析可以看出，感传的距离与激发的次数有很大关系。激发次数越多，感传越远，疗效越好。通过手法激发，使感传到肩以上的有效率可达91.4%，而仅仅表现局部麻胀或感传仅达胸部的，有效率为80%。因此，施行认真、反复多次的手法激发，在治疗中占有重要位置。

（5）行气法除治疗面肌痉挛有效外，还可治疗其他部位或其他疾病引起的肌肉痉挛，如三叉神经痛、甲状腺功能亢进、甲状腺囊肿及甲状腺瘤等，都取得了一定效果。

（二）145例原发性面肌痉挛临床分析

实践证明，行气法治疗面肌痉挛的疗效优于非行气法，但仍存在治愈率低、疗程长的不足。为提高对本病的认识，探索其治疗规律，于书庄教授将治疗的145例面肌痉挛进行了进一步总结与分析。

1. 一般资料

本组 145 例中，男 71 人，女 74 人；30 岁以内者 17 人，31~40 岁者 26 人，41~50 岁者 56 人，51~60 岁者 32 人，61 岁以上者 12 人，记录不详者 2 人；发病部位在左侧者 68 人，右侧者 73 人，双侧者 4 人；病程在 30 天以内者 21 人，2~6 个月者 27 人，8~12 个月者 31 人，1.5~3 年者 31 人，4~10 年者 29 人，11~25 年者 6 人，其中病程最短者 1 天，最长者 25 年。

2. 病情分析

（1）发病原因

各种精神因素引起者 33 例，劳累过度诱发者 8 例，感受风寒所致者 10 例，拔牙引起者 6 例，精神因素兼感受风寒或劳累者 4 例，其他如腹泻后、产后发热及更年期症候群等因素引起者 5 例，原因不明者 79 例。

（2）病情轻重标准及例数

① 轻型：上下眼睑跳动或抽动，3 例。② 中等型：眼睑、面肌抽动时牵动口角，113 例。③ 重型：眼睑、面、口角抽动，同时波及头皮，或耳抽动，或颈部抽动，29 例。29 例中，波及耳者 2 例，颈者 18 例，颈项者 1 例，前头者 4 例，一侧上下肢者 3 例，全身者 1 例。

（3）辨证依据

本病以面部肌肉跳动或抽动为特征。依据其兼症不同，常见的有以下几种证型：

① 气血亏虚证：气短乏力，心悸，纳呆，便溏，小便频，头晕，失眠多梦，劳累、失眠后抽动加重。舌质淡，舌体胖边有齿痕，脉虚弱。偏于气虚则见面部拘紧，晨起加重，日重夜轻。偏于血虚则见面色不华，面、舌、偏头、耳周麻木，或肢体麻木，夜间重，睡眠时仍抽，久视抽动加重，晨起减轻。

② 肝肾阴虚证：头晕耳鸣，急躁易怒，或视物模糊，或眼干

227

涩，抽动与情绪变化有关，舌质红少苔，或中裂，脉弦细数。

③阴虚阳亢、肝阳化风证：头晕头痛，失眠多梦，烦躁易怒，便干溲赤，口苦，面红，抽动与情志变化有关，舌质红绛，舌中裂，脉弦数。

④外风引动内风证：病侧怕冷喜暖，变天时加重，或冬天复发、夏天缓解，面部紧皱、僵硬，面部穴位出现压痛，舌质淡红，苔薄白，脉弦或紧。本证多与气血亏虚或肝肾阴虚证并见。

（4）辨经依据

①阳明经：抽动以下眼睑、面、口角、颈部为主，咀嚼时抽动更加明显，或面肌萎缩，或睁眼可引起发作。

②少阳经：抽动时耳鸣，耳鸣与抽动有密切关系，或抽动牵扯偏头木感或偏头痛，或耳抽动，或耳周麻木，或耳后酸痛，或目向外上方斜视时抽动加重。

③太阳经：抽动以上眼睑、颧骨处、后颈部为主，或伴有后背颤动，或闭目可引起发作。

④太阴经：面部抽动伴有手鱼际跳动。

⑤少阴经：面部抽动伴有心跳加快，或经期前后抽动加重。

⑥厥阴经：面部抽动时看书感觉字在跳动，或感觉眼球亦抽，转动不灵。

145例中，属于阳明经病者31例；属阳明、少阳经病者13例；属阳明、太阳经病者70例；属阳明、少阳、太阳经病者24例；属阳明、太阳、厥阴经病者2例；属阳明、太阴经病者1例；属阳明、少阴经病者1例；属阳明、太阳、少阳经病者3例。

3.治疗方法

（1）辨证取穴

①气血亏虚证：治以补益气血，息风解痉。针百会、风府或

风池、中脘、气海、足三里、三阴交（双侧、热手法），合谷用行气法。

②气阴两虚证：合谷、三阴交易列缺、照海。列缺用行气法。说话、精神紧张加重者加哑门。面部拘紧者，火针点刺面部穴位。

③肝肾阴虚证：治以补益肝肾，息风解痉。针百会、风池、太冲、太溪（双侧），合谷用行气法。或太冲、太溪易足三里、三阴交。

④肝阳化风证：治以平肝息风。针百会、风池、阳陵泉、太冲、太溪（双侧），合谷用行气法。

⑤外风引动内风证：治以疏风散寒。针风府、风池、外关用行气法。火针点刺面部穴位。

（2）辨经取穴

①阳明经病：取厉兑、头维，颈部肌肉抽动者加扶突、合谷或列缺用行气法。

②少阳经病：取窍阴、听会，翳风与完骨交替取用，深刺1.5 寸。

③太阳经病：取至阴、睛明，后颈部抽动者加后溪用行气法，若仅眼睑抽动则取攒竹、养老用行气法。

145 例中，常出现压痛反应的穴位有膈俞、天宗、丘墟、蠡沟，以及翳风、完骨、风府、合谷等。按之有舒适反应的穴位有风池、四白、太阳、地仓、禾髎、耳门、迎香等。按之抽动缓解者有大迎、扶突、曲鬓、颊车、头维等。上述穴位是与辨经取穴一致的，临证时可依据病属何经选择取用。如膈俞、天宗为太阳经穴，膈俞又是血之会穴，针之则有活血息风之效。丘墟、蠡沟为胆肝之原络穴，针之以平肝息风等。

（3）施术原则

①行气法：治疗本病用行气法的效果优于一般针刺法，故宜

使用，其常用的穴位有合谷、列缺、养老、外关、后溪，每次选用1穴。

②火针法：适用于气寒证及外风证，指征如面部拘紧，面肌萎缩、僵硬，怕冷等症状。常用的穴位有颧髎、地仓、颊车、翳风、完骨等，可结合病位选用。

③放血法：点刺太阳、颧髎、下关、地仓、迎香等。

4. 治疗结果

（1）疗效标准

①控制：在平静状态及诱因存在的情况下，面肌痉挛消失。

②显效：在平静状态下，面肌痉挛不发作；有诱因存在时，仅表现轻微跳动，但次数明显减少，力量减弱，范围缩小。

③好转：在平静状态下，面肌痉挛不明显，诱因存在时痉挛即出现，但比较剧烈的阵发性痉挛减少，力量减弱。

④无效：经过针刺治疗达10次而面肌痉挛无明显改善者。

（2）疗效分析

145例中，除16例因治疗不满10次不予统计外，其余129例中，病情得到控制者16例，占12.4%；显效者40例，占31%；好转者57例，占44.1%；无效者16例，占12%。

①病程与疗效的关系见表5-3。

表 5-3　　　　　　　　　病程与疗效的关系

效果	病程					例数
	半年以内	8～12月	1.5～3年	4～10年	11～25年	
控制	13	1	0	2	0	16
显效	13	14	7	6	0	40
好转	11	9	19	15	3	57
无效	4	5	4	1	2	16

从表中可以看出，病程短者的疗效优于病程长者，提示应该早期治疗。

② 病情与疗效的关系：从好转的 129 例中分析，轻型 3 例，控制 2 例，占 66.6%；中等型 98 例；控制 13 例，占 13.2%；重型 23 例，控制 1 例，占 3.57%。从而可见病情轻者易治，重者难医。

5. 讨论

（1）病因病机

《素问·阴阳应象大论》曰："风胜则动。"《素问·至真要大论》说"诸风掉眩，皆属于肝"，"诸寒收引，皆属于肾"。《灵枢·经筋》说："颊筋有寒则急，引颊移口。"本病以抽动、收引为特征，故属于风证和寒证，病位主要在阳明经。

通过 145 例临证分析，于书庄教授认为引起本病的原因大体可分为三类：一是七情所伤，肝阴暗耗，或因产后高烧、腹泻及更年期症候群等肝肾阴虚，以致肝风内动。二是感受外寒，或因拔牙后受风，寒邪稽留，经筋收引所致。三是劳累过度，耗伤气血，血不荣筋，以致肝风内动。三种因素并不是彼此孤立的，而是互相联系、互相影响的，其中尤以气血亏虚为多见。另外，病人的心理因素和发病与否、病情轻重亦有很大关系，如某些病人不想抽就不抽，越怕抽就越抽。还有的人在家不抽，来医院看到别人抽他也跟着抽动等。

（2）治则

辨证时值得注意的事项有三：一是上述证型是依据 145 例的病案记载整理的，而不是同一体同时出现的，故不必悉具。二是本病病程长，又多发于 41 岁以上的人（占 69%），难免患有他病，故应注意他病与本病有无直接关系。三要"辨证求因，审因论治"，这是中医临证之准绳。但本病之初，审因论治则易收效；久病后有的病因早已消失，故不必拘泥于"求因"，而应根据具体病情施治，这是治疗慢性病的特殊性。

施治时值得提出的亦有三事：一要先辨证取穴，治疗 3~4 次后再辨经取穴，或者两者混合应用。二是一般初病取局部穴可愈，久病则应既取局部穴又取远端穴，其取舍依据临床疗效而定。三是复发者，一般针治数次又可获效。

（三）原发性面肌痉挛病案

病例 1：周某，女，44 岁。

病史：右侧面肌痉挛 8 年。患者自半年前因着急而病前额剧烈疼痛，头晕恶心。当时自用毛巾冷敷，服止痛药后头痛好转。1 个月后出现面肌抽动，始则 1 日抽动 1~2 次，以后病情逐渐发展为终日抽动，毫无间歇，甚则出现长时间紧抽，以致不能睁眼，夜间醒后亦抽。看书、讲话、经期抽动明显，冬天重于夏天。曾先后去 5 家医院治疗，接受中药、西药、电针和维生素穴位注射等。在这些治疗过程中，最短坚持 2~3 个月，长则 8~9 个月，但均未能收效。睡眠、饮食、二便均正常。月经周期 26~28 天，经期 5 天，经血量多。

检查：舌质淡，舌体胖大边有齿痕、中有裂纹，脉沉细而弦、面部呈现一种异样怪形。

辨证：气血两虚，肝风内动。病属阳明、太阳经。

治法：补益气血，息风解痉。

治疗：针阳陵泉、足三里、百会，合谷用行气法。

治疗 24 次后，痉挛明显减轻，夜间醒后已不抽，痉挛次数、范围均减，持续时间缩短，每日口角抽动仅出现 1~2 次。前穴加哑门，经 42 次治疗，症状基本消失，出现 48 小时未抽，平素仅偶尔口角抽动一下，看书、看电视时间长及说话时抽一下。前穴加哑门、风府交替使用，治疗 48 次，体质增强，能骑车来就诊。前穴中合谷、列缺交替使用，经 58 次治疗，痉挛停止，经期、阴雨天仅有面部发紧。共治疗 71 次，历时 1 年。

【按语】本案患者病因着急，阴血暗耗，筋经失养，又冷敷感寒，寒性收引，故而肝风内功。阴血虚故夜间醒后抽动，看书、讲话、经期抽动明显。寒邪未除，冬季寒冷，故冬重于夏。经血量多，舌体胖大、边有齿痕，此气虚之征。舌质淡、中有裂纹乃阴血不足之象。脉沉弦细，实由肝血虚所致。穴中足三里用以补益气血，百会、阳陵泉、合谷用以息风解痉。说话时发作，故取哑门；寒邪未除，故取风府。列缺与合谷为原络穴，用意与合谷同。

病例 2：霍某，男，50 岁。

病史：左侧面肌痉挛 7 年。患者 1 年前冬因精神刺激而病眼睑痉挛。半年后病情加重，终日频繁抽动，呈阵发性发作，每次持续 3~4 分钟，抽动范围包括上下眼睑、面及口角，每遇情绪刺激抽动明显。病后曾去十几家医院诊治，但始终无效。伴有全身乏力，饮食、二便如常，有时失眠。

检查：舌质淡，苔薄白，脉弦细数。

辨证：气血亏虚，虚风内动。病属阳明、太阳经。

治法：补益气血，息风解痉。

治疗：针中脘、气海、足三里、三阴交、百会、风池、阳陵泉，合谷用行气法。

治疗 2 次后，抽动变为跳动，间歇时间明显延长，持续时间缩短。治疗 5 次后，每日只跳动 4~5 次，跳动的力量、时间均减。治疗 8 次后，痉挛缓解，停针观察。

半年后，患者因强烈精神刺激及工作过度劳累旧病复发。查：下眼睑、口角抽动，发作频繁，力量较轻，伴有面部拘紧，有时后头痛，全身乏力，其他如常，舌质淡，边有齿痕，少苔，脉弦细数。证系气虚风动，病属阳明经。治以益气息风。火针点刺患侧四白、颧髎、大迎，灸气海、完骨，合谷用行气法。治疗

1 次后，当日上午未抽，下午至晚上抽 2 次。次日清晨抽动次数有所增加，但自己可以控制。针灸同上，停火针改为毛刺，共治疗 3 次而愈。

【按语】本案患者因精神刺激，阴血暗耗，故而肝风内动。情绪变化更使阴血耗伤，故抽动加重。全身乏力，乃气虚之征。舌质淡，有时失眠，脉弦细数，为血虚之象。穴中中脘、气海、足三里、三阴交用以补益气血，百会、风池、阳陵泉、合谷息风解痉。由于治愈后未予巩固治疗，又遇劳累过度、精神刺激，故旧疾复发。但其病情较轻，偏于气虚。气主煦之，气虚则温煦不足，故面紧。治疗中以火针点刺，完骨用热手法以温阳，灸气海以益气，故治疗数次痉挛缓解而愈。从而提示：一要，治疗本病，愈后应巩固治疗。二要，在护理上应"调情志"、"慎劳逸"，以免痼疾复发。

病例 3：陈某，男，50 岁。

病史：左侧面肌痉挛 4 月。患者 4 个月前因生气而病上下眼睑、口角抽动，每小时发作 5~6 次，每次抽动半分钟左右即自行缓解，晨起、夜间、吃饭、说话、闭眼、回头时抽动明显，睡眠时患侧不能触枕，颧部木感，面部轻微发紧，病后曾去几家医院接受中药、西药、针灸磁疗等治疗，但均未见效。伴有全身倦怠，饮食、二便、睡眠均如常。

检查：舌苔微黄腻，中有裂纹，脉弦细。

辨证：气血亏虚，湿热内蕴，经筋失养，肝风内动。病属太阳、阳明经。

治法：补益气血，清利湿热，息风解痉。

治疗：针百会，风池与风府交替取用，足三里、三阴交、太冲穴，合谷与列缺交替取用，用行气法。

治疗 12 次后，每日抽动 4~5 次。又治疗 10 次后，疗效停顿，令患者休息。休息后，患者仅于闭眼、吃饭、说话时抽动明显。治疗改为百会、完骨用热手法，足三里、三阴交、养老与合谷交替取用，用行气法。治疗 33 次后，白天基本不抽。治疗 40 次后，仅吃饭或饮水、过冷或过热时轻微跳一下，停针。

1 年后复诊，患者自述自停针后抽动完全缓解。半年后因睡眠不好、工作劳累后复发。现左上下眼睑、口角抽动，抽动次数及力量均较前轻，说话、睡眠、晨起、闭眼时明显。查其舌质淡，边有齿痕，苔薄白，脉沉细。证系气血亏虚、经筋失养，病属阳明、太阳。治以补益气血，息风解痉。针百会、完骨、足三里、三阴交，合谷用行气法。治疗 20 次，痉挛缓解而停针。在治疗过程中，曾取用气海、阳陵泉，以及浅刺四白、攒竹、颧髎。

【按语】本案治疗过程说明：第一，本病是一种经常反复发作难以治愈的疾病。第二，凡使用行气法得到控制的病例，若复发皆较易治。第三，本病诱发因素十分复杂，应从病因病机以及病属何经两方面去理解。

病例 4：王某，女，53 岁。

病史：右眼睑跳动月余。患者于 1 个月前因郁怒着急而病眼睑跳动，未曾治疗。现右眼睑跳动，持续性发作，日重夜轻，晨起减轻，伴有全身不时跳动，背颤动，失眠，纳可，二便调。

检查：面色黄，苔白厚，舌尖红，脉沉细。

辨证：气血亏虚，偏于气虚。病属阳明、太阳经。

治法：益气息风。

治疗：针中脘、气海、足三里、三阴交、百会、风府，合谷用行气法。

治疗 5 次后跳动次数及力量明显减轻。前穴去风府加阳陵泉。共治疗 10 次，全身及后背跳动消失，仅眼睑微微跳动而停针观察。

通过 3 年随访，自停针后缓解一个时期，后因情绪波动又出现轻微跳动，1 个月后自行缓解。现已 7 年未见复发。

【按语】本案治验表明：第一，面肌痉挛在局部性痉挛病中最为多见，但人体其他部位亦可为病。第二，经治停针后，有的慢慢缓解，有的维持停止治疗时的水平，有的复发。这就是本病的治疗转归。

病例 5：于某，女，33 岁。

病史：左侧面肌痉挛 2 年，加重 1 年。患者自 2 年前因着急紧张而病上下眼睑跳动，病情逐渐加重，波及左侧面部及口角。遇冷热刺激，或触摸、看书、向上视、情绪变化、吃饭均使抽动加重。自己按揉面部穴位，或转动眼球可使抽动缓解。病后曾服中药 70~80 剂，针灸、电针、耳针以及西药等治疗，经治后痉挛减轻，但上眼睑无力、睁眼困难而停药，伴有耳鸣、听力下降、全身乏力，多梦心烦，大便不调，纳可。

检查：左侧面肌轻度萎缩。舌质嫩红，苔白腻，脉沉细。左翳风压痛（++）、听会压痛（++）、中脘压痛（++）、左丘墟压痛（++）。

辨证：气血两虚，肝风内动。病属阳明、少阳、太阳经。

治法：补益气血，息风解痉。

治疗：针中脘、气海、丘墟、蠡沟，列缺用行气法。治疗 7 次后（包括火针点刺四白、颧髎、大迎 4 次，翳风刺血敷鲜姜泥 2 次），痉挛明显减轻。取穴改为中脘、气海、丘墟、蠡沟、听会，合谷与列缺交替取用，施用行气法。治疗 10 次后，平静状态时痉挛消失，听力提高，吃饭时眼睑跳动，头沉。针左翳风、右丘墟、蠡沟、左公孙、丰隆，合谷用行气法。治疗 12 次后头沉减，合谷易养老用行气法。共治疗 17 次诸症消失，停针观察。

1 年后随访，患者自述停针两月后，跳动复发，一般限于上下眼睑，着急时波及面部，日数次。查其舌质淡，苔白，脉弦细，翳风压痛（＋＋）。病属太阳、阳明、少阳经。针至阴、睛明、窍阴、听会，右外关用行气法。两组交替取用，共治疗 5 次，痉挛缓解，停针观察。

【按语】着急紧张，阴血暗耗，经筋失养，故而肝风内动；阴血虚，故看书、情绪变化症状明显；经筋失濡，故而面肌萎缩；病在太阳，故向上视明显；病在阳明，故吃饭、面部遇冷热刺激、触摸症状明显；病在少阳，故耳鸣、听力下降、全身无力、失眠多梦；大便不调，舌质嫩红，苔白，脉沉细，皆气血不足之征。虚证喜按，故按揉面部穴位可缓解。唯转动眼球为何能缓解痉挛，尚不能作出合理解释。翳风、听会、丘墟出现压痛，表明少阳经脉发生异常变动，中脘压痛乃中气不足之征。穴中中脘、气海用以补益气血；丘墟、蠡沟用以息风解痉；列缺益气息风。火针点刺面部穴位以及翳风敷姜，用以温阳；取公孙、丰隆穴以健脾利湿，用以治疗湿阻经络之头沉；待抽动仅限于眼睑时，故改取养老以息风。

本案患者病程两年，经治 17 次痉挛缓解，其复发是由于巩固治疗不足之故。因此，对于久病，尤其是顽固性疾病，经治缓解后，必须进行巩固治疗 1 个疗程，防止复发。

病例 6：卢某，男，47 岁。

病史：左侧面肌痉挛 3 年。患者两年前不明原因而病眼睑痉挛，始则每月 6~7 次。1 年后痉挛次数增加，且逐渐累及下部面肌，两年后累及全部面肌，抽动日数十次。自病情加重后曾接受中药、西药、针灸治疗及经络疗法治疗，均未见效。劳累、生气以及天气变化时抽动加重。纳可，口干不欲饮，大便干，溲黄，寐时好时坏。

检查：舌质淡，舌体胖，苔薄色淡黄，脉沉细。左侧面肌萎缩，左眼裂小于对侧。

辨证：气血亏虚，兼感外风所致。病属阳明、太阳经。

治法：补益气血，疏风解痉。

治疗：针风池，灸中脘，针足三里，右合谷用行气法。

治疗 27 次后，抽动次数减少，食欲增加，体力增加。前穴合谷易养老用行气法，治疗 37 次后，抽动明显减轻。前穴加哑门，治疗 47 次后，因工作紧张抽动未作，面肌萎缩未复。前穴加颧髎刺血敷鲜姜泥，哑门与风府交替取用。共治疗 54 次，抽动基本控制而停针观察。3 年后随访，患者在平静状态下痉挛消失，在天气变化或睡眠不好时，上眼睑还出现轻微抽动，一般持续 5~10 分钟即自行缓解。

【按语】本案患者无明显诱因，宜宗"审证求因"的原则论治。劳累则伤气，生气则伤血，气血被伤，经筋失濡故抽动加重。舌质淡、体胖、脉沉细，皆气血亏虚之征，是属内因之病。阴天加重、面肌萎缩、眼裂小，均为风寒之象，是属外因病也。便干溲赤，一时热象也。本病患者面肌萎缩、眼裂小，是因寒邪未除之故。因寒性凝滞，气血运行不畅，以致经筋失养、寒凝血瘀，故面肌萎缩；寒性收引，故眼裂小。取颧髎刺血敷鲜姜泥，目的在于祛瘀行血、温散风寒，经治数次，祛瘀寒除，故面肌逐渐丰满。

五、六种急症的针灸治疗

（一）胆道蛔虫症

病例 1：李某，女，38 岁。

病史：患者于 1980 年 11 月 4 日在田间劳动时，突然右上腹剧烈疼痛，疼痛向右肩放射，四肢逆冷，全身哆嗦，满头大汗，躺在地上翻滚，急来求诊。

检查：按其上腹部及右肋下明显压痛，未见外科体征，下唇内有粟粒状小点，六脉沉浮。既往排过蛔虫。

辨证：蛔虫上扰，中焦气结。

治法：理气止痛。

治疗：针刺右期门、上脘、中脘、下脘。当针刺下脘时，患者说："不痛了。"为了加强疗效，继针支沟、阳陵泉，得气后取较强酸胀针感，留针30分钟。

当晚随访，患者右上腹有时还有微痛，头痛项强，全身酸痛无力，发热无汗而喘。

检查：舌质淡红，苔薄白，脉浮紧，体温38.4℃。证系外感风寒、肺卫不宣。治宜温散风寒、宣肺解表。针大椎、合谷、复溜。

11月5日复诊：发热已退，其他如前。给予葛根汤加党参1剂。

11月6日复诊：服药后诸症消失。给予驱虫灵10片，令其次日早晨空腹顿服。服药后排出蛔虫十余条。

11月11日夜腹痛又作，有钻痛感，并向肩背放射，辗转不安，满头大汗。针穴同前。给予乌梅10g，川椒3g，干姜3g，细辛1g，黄柏3g，当归6g，附子3g，桂枝5g。1剂，水煎2次服。11月20日随访，自针、药后病未复发。

病例2：李某，男，7岁。

病史：患者于1979年9月6日晨突然右上腹剧痛，辗转不安，叫喊，出汗，面色黄，呕吐。

辨证：蛔虫上扰，中焦气结。

治法：理气止痛。

治疗：针刺支沟、中脘、阳陵泉，得气后取较强酸胀针感，留针30分钟。

针后痛缓如常人。次日复诊，仅感剑突下闷胀，针穴同前而愈。

【按语】胆道蛔虫症属于中医学"蚘厥"范围，为肠道蛔虫症最常见的并发症之一，多见于农村的儿童及青壮年。查"病例1"患者下唇内黏膜有粟粒状小点、舌质上可见红点、面部有白色虫斑。腹部检查剑突下有深压痛及轻度反跳痛，故"症状严重，体征轻微"为本病的特点。若胆道有多条蛔虫，则上腹压痛范围广泛而剧烈。腹痛多呈现持续性胀痛，而阵发性痛较轻，可出现轻度黄疸。

胆属腑，中脘为腑之会穴，故六腑有病皆可取之。本病属少阳腑病，支沟为少阳经穴，阳陵泉为足少阳合穴。三穴合用共奏疏导少阳、理气止痛之效。

于书庄教授年轻时曾在农村医疗队工作，治疗多例蛔厥，皆用此三穴而取效。

（二）急性胃肠炎

病例 1：冯某，男，57 岁。

病史：患者晨起吃了两个凉包子，中午喝啤酒吃驴肉，食后恶心呕吐，腹泻十余次，初起便下稀粪，继而下痢清稀，不甚臭秽，腹微痛，全身大汗，怕冷，病后即赴某院，诊为急性胃肠炎，给予西药治疗，服后即恶心呕吐，于当日晚 10 时请于书庄教授出诊。

检查：面色黄，脉微弱，出汗。血压听不清。

辨证：饮食不洁，损伤肠胃，中阳不振，脾胃虚寒。

治疗：针刺人中小幅度捻转 2~3 分钟，补气海，灸双侧内关，以回阳复脉；针足三里以调理脾胃。待脉起，血压 120/70mmHg，继针十宣出血以升清降浊。在针刺过程中，患者呕吐 1 次。自针十宣后，患者自觉全身轻松，自行坐起，频频饮水，吐泻缓解。次日饮食调理而愈。

病例 2：李某，女，17 岁。

病史：患者昨夜开始呕吐，至清晨呕吐 5 次，初起呕吐食物，继而呕吐酸腐黄水，头晕，发热，口渴。

检查：体温 38.5℃。舌苔黄腻，脉滑数。

辨证：暑湿秽浊，阻滞中焦。

治法：清热和中。

治疗：针刺双侧尺泽出血。

当日晚随访，中午其母给一碗面片汤，食后呕吐 2 次，体温 37.1℃。针内关、中脘、足三里以调理中焦。次日复诊，体温正常，自昨晚针后未吐，饮食调理而愈。

病例 3：李某，女，11 岁。

病史：呕吐腹泻半日。患者于昨日夜开始腹痛，腹泻 1 次，呕吐 7 次，初起呕吐食物，继而呕吐黄水，不甚酸腐，四肢欠温。

检查：苔白腻，脉濡弱。

辨证：寒湿秽浊，阻滞中焦。

治法：调理中焦，温化寒湿。

治疗：灸神阙，针内关、足三里。

当日晚随访，患者中午吃一碗面片汤，故而呕吐 4 次。针灸穴位同前，令其改食稀粥。次日随访，呕吐、腹泻消失，临床治愈。

【按语】本病属于中医学"呕吐"、"腹泻"、"霍乱"范围。多见于夏秋季节，以频繁上吐下泻、腹痛为特征。本病多因饮食不节、偏食生冷，或吃腐败变质和不洁净的食物，伤害脾胃；也有感受外邪、寒湿或湿热阻滞中焦，脾失健运，胃失和降，清浊相干乱于肠胃而发生本病的。临床表现轻重不一，重者可因吐泻过多而伤阴亡阳。

针灸治疗本病以放血法收效最捷。尺泽放血可以止吐，委中放血用以止泻并可退烧，十宣放血亦然。放血法不仅适用于热证，寒证亦可用之，唯有亡阳证忌之。

在治疗过程中，由于患者家属及本人不知道此时不应食用较难消化的食物，故而又多次呕吐。家属万分着急，夜间来找于书庄教授，请其再次出诊。于教授诊治完毕后，嘱咐患者此时应多饮水，以补充体液，改食流食及易消化的食物，待吐泻消失1~2日后，可用普食。这的确是应该告知病人的。患者按嘱行事，果然效果奇佳，于是再次来到医疗队，向于教授表示感谢。

（三）抽风

病例1：杨某，女，39岁。

病史：患者于4个月前因与领导争吵而病四肢抽动，尤以咀嚼肌抽动明显，病后曾去几家医院治疗多次，医生除给一些镇静剂外，曾多次针刺合谷、颊车、太冲等穴，初起还有即刻效果，以后则效果全无。医生虽一再延长刺激时间，用电针加强刺激，甚至于弹拨合谷，但仍不能控制其发作。患者于是来针灸科就诊，当时病情已发作一天多。

检查：面色黄白，气短无力，手足发冷，脉沉细。

辨证：初病时肝郁不舒，肝风内动。以后由于病程日久，肝郁乘脾，不思饮食，气血生化之源不足，因此导致肝郁脾虚、肝风内动。

治疗：灸中脘以补益中气、宽中解郁，针哑门以回阳，针合谷、太冲、颊车以息风。

由于证属虚风，故针刺得气后即停针，留针20分钟。在留针过程中，抽动逐渐减轻而停针。继用此法，共治疗4次而愈。

病例2：于某，男，19岁。

病史：患者高烧抽风4~5天。病后曾针刺数次，都是针后痉挛缓解，起针不久又抽。问其针刺何穴，病人所指之处是合谷、太冲、阳陵泉等穴。

检查：当时高烧未退，体温39.5℃，四肢呈强直性痉挛，手呈鸡爪状，足趾背曲。面红，舌苔白干，脉滑数有力。

辨证：热极生风。

治疗：少商、商阳、中冲放血以泄热，再针合谷、太冲、阳陵泉以息风。

次日随访，针后痉挛缓解，高烧已退而愈。

【按语】上述两例虽然都是抽风病人，但引起肝风内动的原因不同，所以治疗方法各异。前者证系虚风，初病时体质尚壮，重刺激还有即刻效果，以后体质逐渐虚弱，故重刺激根本无效。于教授根据准确的辨证，采用补虚息风的方法而收功。而后者证系热极生风，只刺合谷、太冲等穴，泄热的力量不足，故针后仅收暂时效果，配合放血法，增强泄热的作用，再刺合谷、太冲等穴而取效。临证时，所以取穴配伍不同、治疗方法各异、针刺手法有别，其主要依据是"辨证"，辨证明确，取穴治疗适宜，才能取得针灸应有的效果。

（四）胃脘痛

病例： 李某，女，19 岁。

病史：心口（胃脘）痛半小时。患者因喝凉水、吃生萝卜而病胃脘痛，痛得满床翻滚，满头大汗，呼叫不宁。

检查：胃脘部压痛，未见外科体征。舌苔白，脉沉。

辨证：寒邪犯胃。

治法：温中散寒。

治疗：灸中脘；针足三里，得气后取较强酸胀针感。当灸至 5 分钟后胃脘痛缓解而愈。

（五）眩晕

病例 1： 史某，男，42 岁。

病史：头眩 1 天。患者于昨日上午在田间劳动时觉得头眩，天旋地转，摔倒在地，不敢睁眼，伴有恶心，未吐，大便干。

检查：血压不高，左翳风压痛（＋＋）。舌质红，苔薄白，脉弦滑。

辨证：风痰上扰。

治法：息风化痰，降逆和中。

治疗：针百会以息风，针涌泉以引气下行，针足三里以化痰降浊，针内关以和中止呕。

2周后随访，经1次治疗后，眩晕消失。

病例2：刘某，女，52岁。

病史：头眩7天。患者于7天前病头眩，天旋地转，不敢睁眼，不敢抬头，甚至眼珠也不敢动，动则眩晕加重、恶心，自病后每日发作1~2次，每次持续6~7小时。

检查：翳风压痛（＋＋）。舌苔白滑，脉弦滑。

辨证：风痰上扰。

治法：息风化痰，降浊和中。

治疗：针百会、中脘、内关、足三里、涌泉。得气后取较强酸胀针感。在留针过程中，头眩逐渐减轻而缓解。

自针后头眩未作，共治疗4次，临床治愈。

【按语】上述医案皆为耳源性眩晕。于书庄教授用上述组穴治疗多例眩晕患者，皆能立即收效。在此组穴中，于教授认为涌泉是最重要的穴位，因涌泉位于人体的最下部，为肾经之井穴，具有引气下行、息风定眩之功效。

（六）晕厥

病例：朱某，女，18岁。

病史：患者因来京旅游过度疲劳，于当日在景山游览时，突然感觉眼前发黑而跌倒，面色白，出汗，恶心，病后即来针灸科就诊。

检查：血压70/50mmHg。脉细弱。

辨证：劳伤气血，清窍失养。

治疗：针刺内关，得气后取柔和酸胀针感。针后片刻诸症消失，起针后与同学们说笑而去。

【按语】晕厥为一种临床症状，多是由精神刺激或身体疲劳等因素导致人体升降功能失常，一时性心神失养所引起的短暂的意识丧失。治宜升阳复脉。令患者仰卧，头部放低，一般片刻即苏。内关为手厥阴之络穴，手厥阴是主脉所生病，故针内关治晕厥可以收效。

六、疑难病案证治

（一）瘿瘤案

病例：马某，女，33岁。

病史：患者颈部肿物3月余，伴有心慌心悸，胸闷气短，失眠多梦，周身肿胀感，肿物于月经期明显增大，纳可，二便调。病后曾去某医院检查，诊为"甲状腺瘤，冷结节"，服中药治疗未见明显效果。

检查：颈部肿物4cm×4cm，质硬，随吞咽上下移动。舌质淡，脉沉细。

辨证：肝郁气滞，痰湿凝聚，结于颈部发为瘿瘤。

治法：疏肝理气，散结消肿。

治疗：肿瘤旁针刺，大椎、膻中、合谷、足三里，每周1~2次，留针30分钟。手法：肿瘤旁针刺，即从肿瘤旁刺入，深度为肿物的一半，稍停片刻，施慢提紧按法30~50次，提插毕即起针。针后肿物当即变软。如若消失，待2~3天气瘿又凝聚，但随着针刺次数增加肿物逐渐缩小而消失。合谷施行气法，针入2~3分深，轻轻捻针，针感即沿经到达大椎，再由大椎到颈部肿物，到达后患者自觉肿物内有热感。此法到了肿物摸不清时尤为重要，因为此时针刺局部有刺伤内脏之虑，故局部停针而只针合谷。

经治 26 次后肿物缩小为 2cm×2cm，33 次后为 1.5×1.5cm，35 次肿物消失。共治疗 38 次，诸症消失。经扫描复查，右肺下部结节处放射性缺损区消失。

【按语】膻中可疏肝理气；足三里健脾化痰；合谷、大椎、肿瘤旁针刺，用以散结消肿。

（二）中消合并瘿瘤案

病例：彭某，女，32 岁。

病史：多食善饥，全身无力 11 个月。患者 1 年前发现多食易饥，形体消瘦，全身无力，头昏气短，心悸多汗，心烦易怒，失眠健忘，神疲，大便日 4~5 次。病后即到当地医院治疗，医生诊为"气血两虚"，给予补气养血之剂，经服 1 个月后病情加重，出现颈肿和呼吸、吞咽不利。到县医院检查，基础代谢率 +0.98，诊为甲状腺功能亢进。服他巴唑、心得安等药，病情减轻。但停药后病情又逐渐加重，医生欲予手术治疗，因患者怕手术，于当年年底来针灸科诊治。

检查：颈肿眼突，面色黄白。舌质偏红，苔薄白，脉弦细数。血压 130/90mmHg。

辨证：肝郁化火，气阴两伤。

治法：首宜清降邪火，继而补益气阴。

治疗：针扶突透天突，大椎、合谷、绝骨、内关，得气后取较强酸胀针感，留针 30 分钟。

治疗 4 次后，食量、出汗减少。8 次后颈肿消散，呼吸、吞咽不利缓解，胸闷明显减轻，基础代谢率 +0.19。治疗 15 次后，心悸消失，基础代谢率 -0.06，但饥饿时仍感全身颤动、气短。共治疗 24 次，诸症消失，经随访已恢复正常工作。

【按语】本病属于中医学"中消"和"瘿瘤"范畴，病因为肝郁气滞。肝郁气结则颈肿、眼突。肝郁化火，火在中焦则多食善饥。火迫津液外泄，故多汗。火扰心神，故失眠多梦、心烦易怒。邪火盛耗伤人体正气，故基础代谢率高并出现形体消瘦、全身无力、气短等气虚证候。血为气之母，正气耗伤进而损及于血，故见头昏、神疲、面色白、手颤等气血两虚证候。邪火伤气，但亦灼阴，阴液被伤，水不制火故心悸。《素问·阴阳应象大论》记载："壮火之气衰，少火之气壮，壮火食气，气食少火。壮火散气，少火生气。"这里讲的火分为病理性邪火和生理性少火两种。壮火是邪火，能够耗散人体正气；少火是真火，真火是一种温和之火，能令人身体强壮。本病系邪火炽盛，耗伤气阴，故出现一系列虚证。前医不见其火，只见其虚，不知本病之虚是因邪火过盛所致，所以不用清降邪火之法，反而给予补气养血之剂助纣为虐。"气有余便是火"，病本邪火过盛，反补其气，故治疗 1 个月不仅无效，反而病情逐渐加重。治邪火应别阴阳，发于阳的邪从外来，治宜生散；发于阴的邪从内生，治宜清降。这是治疗邪火的法则。

大椎为督脉、手足三阳经之会，有清降诸阳之热的功效；合谷为大肠原穴，有清泻阳明之火的作用；绝骨清泻肝胆之火；内关泻心火；扶突透天突以散结消肿。待火邪已清则佐以补益气阴，前穴去大椎、绝骨，加气海、复溜、足三里，如此则邪火得清、气阴得复，故诸症皆除。

（三）癔病性失语反复发作案

病例：胡某，女，26 岁。

病史：患者因葡萄胎刮宫术后 4 个月，阴道不规则出血，淋沥不断，于 3 个月前住妇科病房。以后 2 个月间，接受 3 个疗程的化疗。在第3疗程第5天，因同室病人哭闹受惊，突然出现语言不利，病后经神经内科会诊，未见器质性病变，诊为功能性反应性失语。给予针刺人中、内关，针后语言恢复。次日又发作，继针前穴无效。于是请针灸科医生会诊，针刺廉泉、合谷、太冲、哑门，针后未效。于当日急请于书庄教授会诊。

检查：患者神志发呆，形体瘦弱，张口困难，伸舌不过齿。脉沉细无力，苔薄白。

辨证：惊吓伤肾，心阳被阻。

治法：补肾通阳，以开心窍。

治疗：针哑门、合谷、颊车、涌泉，取柔和酸胀针感，留针15分钟，起针后1小时许，患者语言恢复。

当日下午因患者悲哭，失语又作，科内医生针刺前穴2次未效。1周后请于教授会诊，给予中脘、气海、涌泉小艾炷直接灸各5壮，针哑门，针灸后语言逐渐恢复。第2天会诊，失语未复发，说话伸舌露齿均正常，给予灸中脘5壮，巩固疗效。

【按语】癔病虽然易治，但应根据患者体质之强弱、病情之虚实，采用不同的针刺手法和治疗方法方能收效。本案患者，以针刺论，于教授取用柔和持久的针刺热补法，所以取效。但针刺与艾灸相比，针刺法效果不巩固，艾灸法效果巩固。在此，于书庄教授再次强调针刺手法和不同的治疗方法的重要性。

（四）顽固性三叉神经痛案

病例：郭某，男，57岁。

病史：右侧面颊部阵发性疼痛反复发作14年。患者于十余年前在野外工作，夜宿条件极差，1个月后发现漱口时右侧舌根、舌边疼痛。同年冬季疼痛次数日渐频繁，疼痛范围逐渐扩大。10年间，曾先后两次住院治疗，接受针刺数百次，服中药近千剂，虽然疼痛缓解4次，但皆于天气变化时复发。并于近日复发，这

248

次发作疼痛更加剧烈。经当地医院百般医治未效，遂来京就诊。

现右侧面颊、口唇周围呈阵发性剧烈疼痛。发作时呈闪电样、锥刺样灼痛，每隔 1～2 分钟发作 1 次，影响睡眠，说话、咀嚼均能引起发作，病人不敢说话、洗脸、刷牙、漱口、吃饭、刮脸，冷风吹面及天气变化则疼痛更为明显。右耳鸣，听力下降至听不到自己的脚步声，饮食、二便均正常。

检查：血压 150/100mmHg，苔白滑，脉弦滑。触痛点：右后上下臼齿、口唇、右鼻翼旁。

辨证：风寒之邪痹阻阳明。

治法：疏风散寒，通经止痛。

治疗：主要取穴为合谷、足三里、然谷，每次用脉冲电刺激 1～2 小时。

治疗 3 次，剧痛消失，已不影响睡眠。8 次后间歇时间延长，10 分钟左右发作 1 次。18 次后痛减过半。25 次后血压 130/80mmHg，洗脸已不痛，听力提高到能听到自己的脚步声。29 次后 1 日仅发作几次。33 次后仅舌根、舌边跳两下，有微痛。47 次后因感冒口唇及大迎部位出现微痛。共治疗 61 次，仅右鼻唇沟触之微痛。

休息 7 个月后复诊。在休息期间维持停针效果。现每晨起或吃饭由鼻唇沟至口外角、舌尖麻木抽痛 1～2 次，持续 1～2 分钟，平时右鼻旁隐约胀痛或跳痛，饮食、二便如常。

检查：舌质红，苔薄白，脉沉弦。

辨证：风寒未尽。

治法：主要取穴：① 合谷、足三里、三阴交。② 合谷、足三里、然谷。

共治疗 48 次，病情无明显好转，仅是近日刷牙、漱口不痛，第二日又痛。在此期间曾遇 3 次天气变化，疼痛发作均明显增加。从而提示只用上述穴位不能收效，故加取风府、风池两穴，经治 12 次后，疼痛全部消失，天气变化亦未发作。为了巩固疗效，又针刺 5 次而停针。

1 年后随访，得知患者早已恢复工作。仅于当年感冒时发作 1 次，痛十几天后自行缓解。一般在天气好时没有任何感觉，天气变化时，右下唇、舌根、舌边、齿龈轮流出现微痛。

【按语】三叉神经痛并非皆为"火证"。《中国医学大辞典》记载："面为阳明部分，面痛皆因于火，而有虚实之殊。"但本例患者因在野外工作，夜宿简易棚，1 个月后发病，病因感受风寒已是很明显的。发病后每到冬季或天气变化时病情加重或复发，冷风吹面痛重，苔白滑，脉弦滑，皆寒证之征。从而有力地支持寒证的诊断。寒邪偏盛，其性凝滞，气血运行不畅，故遇寒冷则疼痛加剧或复发。正邪相争，故见阵发性疼痛。寒凝血瘀，故见瘀血性锥刺样疼痛。寒极生热，故反见有灼热感。寒邪凝聚，故见触痛点。由于说话、漱口等动作均能影响气血运行，故疼痛发作。

（五）灸法治疗慢性胰腺炎案

病例：王某，女，40 岁。

病史：左上腹痛反复发作 15 年。患者十余年前因饮食不节而病左上腹痛，初起偶尔发作，继而发作频繁。1 年前病情加重，每次饭后上腹皆痛，甚则疼痛难忍，并向左肩背放射，夜间疼痛尤甚，腹胀喜按，喜热饮，纳呆，不敢吃油腻、韭菜等食物，大便溏泄，全身乏力，肢寒畏冷，形瘦，易感冒。病后曾接受中西医药多次治疗。

检查：舌质淡，苔薄白，脉沉细，面色黄白。左上腹压痛并触及包块。

辨证：脾胃虚寒，气血亏虚。

治法：健脾温中，补气养血。

治疗：① 中脘、气海、期门、内关、足三里、三阴交。② 至阳、膈俞、肝俞、脾俞。以上两组穴位交替使用，每周 3 次，得气后取柔和酸胀针感，留针 15 分钟左右。令患者自行灸中脘、气海、足三里，每次灸 1 个穴位，灸 15 分钟左右。

经治 10 次后，左上腹及肩背痛开始减轻。33 次后明显减轻。针灸 67 次后，两周左上腹未痛。为了巩固疗效，按上法继续针灸 18 次。共 85 次，历时 1 年 5 个月，临床治愈。两年后随访，自停针后左上腹痛未发作，食欲增加，体重增加 3.5kg，包块消失，已正常工作。

在治疗过程中，为了预防感冒，针刺风门、足三里 3 次。针后在全部治疗过程中未患感冒。病痢疾 1 次，针中脘、天枢、关元、合谷、足三里 2 次愈。慢性阑尾炎复发 1 次，针内关、中脘、气海、麦氏点、阑尾穴，5 次愈。病腹泻 1 次，针中脘、气海、足三里、三阴交，灸天枢，3 次愈。

【按语】① 本病的特点为慢性左上腹痛反复发作，左上腹压痛并有包块，符合慢性胰腺炎的诊断，属于中医学"胃脘痛"、"癥瘕"等范围。② 病因饮食不节损伤脾胃，脾失健运，气血生化之源不足，故见一系列脾胃虚寒、气血亏虚证候。脾气虚则推动血液运行之力不足。寒则凝滞，故见瘀血凝聚的癥块，癥块阻滞气血之运行，故痛引肩背。证属虚寒，治宜温散，故本例重用灸法配合针刺，历时年余，使病史 15 年久经中西医治疗无效的慢性炎症患者得以康复。

附

于书庄先生生平年表

1924 年生于河北省安次县。

1942 年到北京当学徒。

1951 年在京正式开业行医。

1952 年参加卫生部举办的北京中医进修学校脱产学习。

1953 年 3 月毕业，获得中央人民政府卫生部颁发的毕业证书，并被分配到北京市中医进修学校任教。

1960 年 6 月加入中国共产党。

1968 年到北京中医医院针灸科任针灸科副主任，针灸科针灸经络研究室主任。

1974 年起，先后赴埃及、叙利亚、日本、美国等国访问交流。

1975 年与中科院生物物理研究所祝总骧教授合作，测试病人人群中"显性循经感传"的出现规律。

1980 年《以冷光为指标对中医客观化及经络学说的研究》获卫生部甲等奖。

1981 年《隐性感传皮肤导电性的研究》获卫生部乙等奖、

1981 年《循经感传激发转化的研究》获北京市卫生局科研成果奖。

1982 年《循经感传与经穴发光变化之间关系的探讨》获北京市科委三等奖。

1984 年《气至病所对中医经络学及提高针灸治病效果的研究》获北京市科委三等奖。

1986 年获从事中医工作 30 年荣誉证书。

1988 年退休。

2009 年 11 月 19 日因病逝世。